Simarpreet Bhamra
Arun S. Urala
Ramya Jathanna

REVESTIMENTOS DE BRACKETS ORTODÔNTICOS

Simarpreet Bhamra
Arun S. Urala
Ramya Jathanna

REVESTIMENTOS DE BRACKETS ORTODÔNTICOS

Uma análise narrativa

ScienciaScripts

Imprint

Any brand names and product names mentioned in this book are subject to trademark, brand or patent protection and are trademarks or registered trademarks of their respective holders. The use of brand names, product names, common names, trade names, product descriptions etc. even without a particular marking in this work is in no way to be construed to mean that such names may be regarded as unrestricted in respect of trademark and brand protection legislation and could thus be used by anyone.

Cover image: www.ingimage.com

This book is a translation from the original published under ISBN 978-620-6-77212-5.

Publisher:
Sciencia Scripts
is a trademark of
Dodo Books Indian Ocean Ltd. and OmniScriptum S.R.L publishing group

120 High Road, East Finchley, London, N2 9ED, United Kingdom
Str. Armeneasca 28/1, office 1, Chisinau MD-2012, Republic of Moldova, Europe
Printed at: see last page
ISBN: 978-620-7-62232-0

RECONHECIMENTO

Com grande apreço, gostaria de agradecer ao meu Orientador, **Dr. Arun S. Urala** (Professor Sénior), e à minha Co-orientadora, Dra. **Ramya V. Jathanna** (Leitora), pelos seus importantes conselhos, apoio inabalável e críticas úteis durante todo este trabalho. Os seus conhecimentos, apoio e tolerância foram cruciais para me ajudarem a dar forma a esta dissertação.

Quero agradecer sinceramente ao meu pai, **Sr. Manpreet Singh Bhamra**, à minha mãe, **Dra. Parveen Pal**, e ao meu irmão mais novo, **Navallpreet Singh Bhamra**, cujo amor inabalável, apoio e compreensão me ajudaram a ultrapassar todos os obstáculos. A minha motivação e força provêm da sua fé nas minhas capacidades e dos seus esforços.

A minha sincera gratidão aos meus amigos e colegas **Dr. Ronak Premjani**, **Dr. Nishpreet Singh** e **Dr. Akshita Pareek** pela sua inspiração, orientação e conversas estimulantes que me permitiram gerir com sucesso os altos e baixos desta busca académica.

Tenho uma dívida de gratidão para com a **Dra. Madhumitha Natarajan**, Directora do Departamento de Ortodontia e Ortopedia Facial do MCODS, Manipal, pela sua profunda sabedoria e importante orientação. Expresso a minha gratidão aos educadores do Departamento de Ortodontia e Ortopedia Facial do MCODS Manipal, especificamente ao **Dr. Ritesh Singla** (Professor Associado), à Dra. **Divya S.**, (Professora Associada) e à **Dra. Divya Pai** (Professora Assistente), pela sua experiência e orientação ao longo dos anos.

Acima de tudo, quero curvar-me perante Deus Todo-Poderoso, que me deu a coragem, a tenacidade e a dedicação necessárias para procurar e alcançar o meu objetivo. Finalmente, mas não menos importante, aos investigadores cujas contribuições para o corpus de conhecimento tornaram possível o meu esforço. Estou profundamente grato a estes estimados académicos pelas suas contribuições, que me forneceram uma abundância de conhecimentos.

ÍNDICE DE CONTEÚDOS

INTRODUÇÃO

Atualmente, os consultórios dentários de todo o mundo utilizam frequentemente biomateriais metálicos. As características físicas únicas dos metais e das ligas incluem uma condutividade eléctrica e térmica superior e qualidades mecânicas excepcionais. Devido às suas fortes qualidades mecânicas e resistência à corrosão acima mencionadas, alguns metais têm sido utilizados como substitutos passivos de tecidos duros, como os implantes dentários, e como instrumentos para ajudar na cicatrização de fracturas, incluindo placas e parafusos ósseos. Outros, como os br aces e os arcos, desempenham um papel mais ativo na promoção da remodelação óssea e na ajuda à movimentação dentária. Os biomateriais metálicos mais frequentemente utilizados são o aço inoxidável, as ligas de crómio-cobalto, o titânio comercialmente puro e as suas ligas.

A medicina dentária moderna depende muito dos brackets ortodônticos porque são fundamentais para resolver as más oclusões e estabelecer o alinhamento dentário ideal. Estes brackets são colados aos dentes e actuam como âncoras para os fios ortodônticos. São normalmente construídos em aço inoxidável, cerâmica ou outros materiais. A utilização de revestimentos de nanopartículas é uma das várias inovações que foram conseguidas ao longo do tempo para melhorar a funcionalidade e a biocompatibilidade dos brackets ortodônticos.

A nanotecnologia está a ganhar popularidade em vários sectores, e a sua aplicação na medicina dentária abriu novos caminhos para melhorar os materiais e tratamentos dentários. Com as suas características físicas e químicas distintas, as nanopartículas constituem um caminho viável para melhorar a eficácia dos brackets ortodônticos. As substâncias insolúveis com menos de 100 nm são designadas por nanopartículas. Devido ao seu tamanho diminuto, têm uma maior relação superfície/volume e um contacto mais próximo com as membranas microbianas, o que resulta numa maior área de superfície de atividade antimicrobiana. Desde a antiguidade, uma variedade de metais, incluindo a prata, o ouro, o cobre, o zinco e o titânio, têm sido utilizados como substâncias antibacterianas. No entanto, cada um destes elementos tem características únicas e um espetro de ação variado.

Os tratamentos ortodônticos podem ocasionalmente causar desconforto nos tecidos moles devido ao aumento da fricção com a mucosa oral. Este problema pode ser resolvido melhorando a biocompatibilidade do bracket, utilizando revestimentos feitos de nanopartículas, uma vez que causam menos desgaste nos tecidos moles e menos fricção. Além disso, a libertação cuidadosamente regulada de iões das nanopartículas pode promover a regeneração dos tecidos e melhorar o processo de cicatrização em geral.

Alguns doentes escolhem aparelhos de cerâmica porque se assemelham mais aos dentes naturais, embora sejam mais susceptíveis de descoloração do que os brackets metálicos. A resistência às manchas dos brackets de cerâmica pode ser consideravelmente aumentada através da incorporação de revestimentos de nanopartículas, garantindo um aspeto visualmente mais aceitável ao longo do tratamento.

Embora a adição de revestimentos de nanopartículas a aparelhos ortodônticos tenha muitos benefícios, existem também alguns possíveis inconvenientes e dificuldades que devem ser tidos em consideração. A estabilidade das nanopartículas ao longo do tempo e a sua possível libertação na cavidade oral são duas questões importantes. Para garantir que a utilização de revestimentos de nanopartículas não tem qualquer impacto negativo nos tecidos orais ou na saúde em geral, são necessários mais estudos para compreender os aspectos de biocompatibilidade e segurança destes revestimentos.

Finalmente, para concluir, os revestimentos de nanopartículas em brackets ortodônticos apresentam uma abordagem viável para melhorar a sua funcionalidade, biocompatibilidade e aparência. Os procedimentos ortodônticos podem ser transformados pelas qualidades especiais das nanopartículas, tais como a sua atividade antibacteriana e capacidades mecânicas melhoradas. Para compreender plenamente os impactos a longo prazo e as implicações de segurança destes revestimentos, são necessários mais estudos e testes. Os revestimentos de nanopartículas podem tornar-se um componente típico dos brackets ortodônticos à medida que a nanotecnologia avança, o que será vantajoso tanto para os pacientes como para os profissionais.

TIPOS DE BRACKETS UTILIZADOS NA PRÁTICA CORRENTE

Um bracket ortodôntico fixado ao dente é o mecanismo de transferência da força exercida sobre o dente pelo fio ativado[1] . A evolução deste aparelho, inicialmente fabricado em aço inoxidável, revelou uma curva de progressão caraterística, com longos períodos de inatividade pontuados por períodos visivelmente activos. Com a invenção dos brackets, iniciou-se uma nova era na Ortodontia. Com o passar do tempo, os ortodontistas e os fabricantes começaram a assumir a responsabilidade pelo desenvolvimento de novos designs de braquetes e sistemas alternativos de braquetes.

Os pacientes de ortodontia, incluindo um número crescente de adultos, procuram uma maior estética ao longo do tratamento, para além de um sorriso melhorado[2] . Com o advento do aparelho de arco de fita pelo Dr. Edward H. Angle, em 1916, a palavra "braquete" foi usada pela primeira vez[3] .

Classificação dos suportes com base nos materiais utilizados para o seu fabrico:

1. Metálico

- Ligas de ouro

- Aço inoxidável

- Cobalto-crómio

- Titânio

- Magnético

2. Plástico

- Reforçado com fibra de vidro

- Com ranhura metálica

3. Cerâmica

- Alumina monocristalina

- Alumina policristalina

- Zircónio

SUPORTES METÁLICOS:

Como estes brackets são baratos, têm boa resistência à corrosão na boca, maior módulo de elasticidade e excelentes qualidades biomecânicas, os brackets de aço inoxidável são mais frequentemente utilizados nos consultórios de ortodontia[4]. Os brackets metálicos compostos por elementos mistos, incluindo carbono, alumínio, silício, molibdénio, níquel e crómio, são conhecidos como brackets de aço inoxidável ou de liga.

Os brackets construídos com ligas de titânio, ligas de ouro e ligas de cobalto-crómio tornaram-se mais facilmente disponíveis no mercado ortodôntico em resultado de recentes melhorias nas tecnologias de fabrico, como a moldagem por injeção de metal (MIM), bem como a soldadura a laser ou a utilização de novos materiais[5] .

A asa do braquete metálico deve ser feita de uma liga com um módulo de elasticidade ligeiramente elevado, uma vez que esta asa entrará em contacto com o fio. Isso é feito para reduzir a quantidade de energia que deve ser carregada pelo fio para evitar deformações plásticas localizadas indesejadas, e deve ser suficientemente dura para reduzir o desgaste causado pelo movimento do fio no slot[6] .

As ligas de aço inoxidável 303, 304, 316 e 17-4 PH (endurecimento por precipitação) têm sido as mais utilizadas para a fabricação dos componentes da asa e da base dos braquetes inoxidáveis[7] . A liga de endurecimento por precipitação 17-4 pode ajudar os brackets a controlar o movimento dentário, uma vez que tem qualidades mecânicas muito superiores às dos aços inoxidáveis austeníticos 303, 304 e 316/316L.

No entanto, tem sido referida a fraca resistência à corrosão localizada dos aços inoxidáveis 304 e 17-4 PH em soluções fortes de cloreto[1] . Uma vez que a biocompatibilidade e as propriedades de corrosão estão intimamente relacionadas, tem havido um grande interesse na corrosão das ligas ortodônticas no ambiente oral e nas reacções alérgicas ao níquel que ocorrem em algumas pessoas[8].

No caso do aço inoxidável 2205 sem níquel, observa-se uma maior dureza e uma menor corrosão em fendas do que os aços inoxidáveis austeníticos tradicionais[9]. Para ultrapassar esta restrição, alguns produtores soldaram as asas à base utilizando uma liga à base de ouro. No entanto, as ligas de ouro neste par galvânico eram mais catódicas do que o aço inoxidável, o que levou à corrosão intra-oral das bases dos brackets e à lixiviação de Ni, ambas com graves riscos para a saúde dos doentes, uma vez que podem causar respostas citotóxicas e reacções alérgicas[10].

Nos últimos anos, tem-se assistido a um aumento das preocupações relativas à emissão de iões metálicos dos produtos ortodônticos e aos seus efeitos biológicos na literatura ortodôntica e biomédica[11]. As ligas ferrosas sem níquel e as ligas de aço inoxidável com menor teor de níquel têm sido utilizadas para resolver este possível problema[6].

SUPORTES ESTÉTICOS:

As qualidades mecânicas dos metais, que são utilizados no fabrico de muitos materiais ortodônticos, são frequentemente melhores do que as de outros materiais. Apesar disso, os materiais ortodônticos metálicos levantam problemas estéticos. A estética dos braquetes cerâmicos e acrílicos tem sido amplamente utilizada na ortodontia clínica, como resultado da demanda do público. Tanto os braquetes policristalinos quanto os monocristalinos de alumina são comercializados atualmente, depois que os braquetes policristalinos de alumina foram introduzidos pela primeira vez no final da década de 1980. Apesar de os brackets cerâmicos terem um aspeto translúcido e uma excelente estética, têm desvantagens como a potencial quebra do bracket durante a amarração da ligadura e tensões do fio, bem como a deterioração do dente ao longo do tratamento e a fratura do esmalte aquando da descolagem[12] . Em comparação com os brackets de plástico, os brackets de cerâmica apresentam melhores qualidades mecânicas e biocompatibilidade durante o período de tratamento e têm menor absorção de água. As morfologias da base dos brackets de alumina disponíveis no mercado variam, o que afecta a sua aderência às superfícies de esmalte. Para reforçar as ligações moleculares entre a base e a resina composta, os primeiros brackets de cerâmica continham bases que tinham sido quimicamente tratadas com silano[13] .

No início dos anos 70, os braquetes de plástico estavam inicialmente disponíveis no mercado. Devido à demanda dos pacientes por uma terapia esteticamente agradável, os braquetes de plástico ainda estão sendo usados em ambientes clínicos. Inicialmente eram feitos de acrílico e depois de policarbonato, mas os ortodontistas só os aceitaram por pouco tempo como uma alternativa atraente aos braquetes metálicos[2] . Sob uma carga fisiológica constante (2000gm.-mm), as ranhuras dos braquetes de policarbonato deformaram-se com o tempo, tornando-se insuficientemente robustas para sustentar sessões prolongadas de tratamento ou transferir torque[14] .

Os brackets de plástico demonstraram ter um desempenho clínico suficiente e um aspeto atrativo durante a investigação, de acordo com um estudo recente[15] . Quando expostos a tensões de torção causadas por fios ligados aos dentes, a geração inicial de brackets de plástico teve problemas com a capacidade de torque e deformação por fluência severa. Para resolver os problemas de torque e deformação por fluência, os fabricantes criaram braquetes de policarbonato com inserções de cerâmica, fibra de vidro e metálicas· Embora ainda existam problemas de torque, os braquetes de policarbonato feitos com ranhuras reforçadas com metal apresentam fluência substancialmente reduzida do que os braquetes de policarbonato convencionais[16] . Tanto os suportes de policarbonato reforçados a cerâmica como os revestidos a metal mostraram uma diminuição de 15% no binário durante 24 horas[17] .

MATERIAIS DE REVESTIMENTO PARA BRACKETS ORTODÔNTICOS

A cavidade oral proporciona um ambiente natural para as bactérias se multiplicarem e libertarem ácidos orgânicos que desmineralizam a superfície do esmalte dentário, resultando em lesões de manchas brancas e, posteriormente, em cáries dentárias[18] . Quando um doente tem um aparelho ortodôntico permanente ou amovível na boca, a flora microbiana altera-se, o nível de pH desce e a formação de placa bacteriana aumenta, uma vez que estas áreas são de muito difícil acesso com uma escova de dentes, levando à formação de biofilme e à acumulação de bactérias nestas áreas[19] . Alguns organismos comuns associados à formação de lesões de manchas brancas nos dentes são Streptococcus mutans, Streptococcus sobrinus, Lactobacilli, Porphyromonas gingivalis.

Têm sido registados vários casos de cáries dentárias durante o tratamento ortodôntico, em resultado da acumulação de placa à volta dos brackets, lesões de manchas brancas, bem como desmineralização do esmalte na interface bracket-adesivo-esmalte[20] . O desenho intrincado dos braquetes aumenta a acumulação de biofilme. A descalcificação resulta deste facto, e esta é a fase inicial da criação de cavidades[21] .

Como a saliva contém leveduras, fungos, bactérias, vírus e seus subprodutos, ela pode até causar a corrosão dos componentes ortodônticos[22] . De acordo com House et al., existem várias formas de corrosão que podem ocorrer em biomateriais metálicos, incluindo fadiga por corrosão, intergranular, fretting, galvânica, ataque uniforme, pite e fenda, e corrosão microbiologicamente influenciada. A camada passiva de óxido que se forma nas ligas utilizadas nos equipamentos ortodônticos é o que as mantém resistentes à corrosão, embora não seja impermeável ao ataque químico e mecânico[23] . Os metais apresentam dificuldades adicionais quando utilizados como biomateriais ortodônticos. Como parte da força aplicada é dispersada para vencer o atrito e outra parte é enviada às estruturas de suporte para induzir o movimento dentário, a gestão do atrito é uma dificuldade significativa[24] . Assim, a força total é igual à força necessária para mover um dente e a força necessária para superar o atrito entre o fio e o braquete. Assim, em casos que requerem ancoragem, é essencial um coeficiente de atrito elevado, enquanto que para retração e encerramento de espaços, é preferível um coeficiente de atrito baixo.

Desde há anos, têm sido estudados vários revestimentos, como o dióxido de titânio dopado com azoto (TiO2), prata (Ag), ouro (Au), sílica (SiO2), cobre (Cu/CuO) e nanopartículas de ZnO (óxido de zinco), entre os vários materiais de revestimento que são utilizados para revestir os brackets ortodônticos[25] . O principal objetivo da utilização de diferentes métodos e materiais de revestimento tem sido o de melhorar as características da superfície. No entanto, alguns problemas com os revestimentos têm surgido, principalmente com a delaminação ou deterioração do revestimento. Este método tem sido maioritariamente aplicado in vitro para avaliar o comportamento dos revestimentos, as qualidades biológicas e mecânicas dos substratos e dos revestimentos.

Em 2010, Demling et al.[26] revestiram os braquetes com politetrafluoroetileno (PTFE) para examinar a formação de biofilme em braquetes de aço inoxidável revestidos versus não revestidos, e colocaram aleatoriamente esses braquetes nas cavidades orais de crianças durante oito semanas. Após este período, os brackets revestidos mostraram uma diminuição significativa na produção de biofilme. Na ortodontia, o PTFE só tinha sido utilizado para diminuir a resistência à fricção entre a ranhura do bracket e o fio; até 2010, quando foi utilizado pela primeira vez como revestimento anti-adesivo para reduzir a produção de biofilme.

Uma das maiores preocupações em ortodontia clínica é a força de atrito, ou a resistência ao deslizamento entre o braquete e o fio durante a movimentação dentária ortodôntica. Se essa força puder ser reduzida, a eficiência da movimentação dentária pode ser aumentada. Existem vários factores que influenciam o atrito durante o movimento dentário clínico, tais como o tamanho e a forma do fio, o tipo de bracket, os materiais do fio e do bracket, a angulação do fio em relação ao bracket, o tipo de ligadura, o ambiente e o revestimento da superfície. Os revestimentos de carbono tipo diamante (DLC) têm atraído muita atenção nos últimos anos como possíveis utilizações biomédicas devido à sua excecional dureza, baixos coeficientes de atrito, excelente resistência ao desgaste e inércia química. Os revestimentos DLC são uma forma de materiais de película fina de carbono amorfo que consistem numa mistura de ligações atómicas do tipo diamante (sp 3) e do tipo grafite (sp 2), conhecidas por melhorarem as propriedades de fricção dos brackets ortodônticos[27] .

Outro material que tem sido amplamente utilizado como revestimento de braquetes é a prata. A prata é um dos metais que há muito é reconhecido pelas suas propriedades antibacterianas contra bactérias gram-positivas e negativas, fungos, protozoários e certos vírus, incluindo formas do vírus que são resistentes aos antibióticos. Devido a estas características, a prata é frequentemente utilizada em têxteis, purificação de água, equipamento médico e regiões queimadas[18] .

Assim, as nanopartículas de prata têm sido utilizadas para revestir brackets ortodônticos e estudar os seus efeitos antimicrobianos em vários estudos. Jasso-Ruiz I et al. realizaram um estudo in-vitro e propuseram que existe uma diminuição da adesão de micróbios (Streptococcus mutans) aos brackets ortodônticos revestidos com nanoprata, e que estes brackets demonstram actividades antibacterianas consideráveis contra microrganismos e reduzem a sua contagem de colónias[18] . Um estudo in-vivo semelhante foi efectuado por Metin-Gürsoy G et al.,[19] em 12 ratos Wistar machos, que também produziu resultados semelhantes.

 Ryu HS et al. realizaram um estudo in-vitro com o objetivo de examinar as qualidades antibacterianas e o grau de corrosão de brackets ortodônticos revestidos com prata-platina (Ag-Pt) em relação a brackets sem revestimento. Descobriu-se que os brackets revestidos tinham uma redução considerável (cerca de 60%) no crescimento bacteriano. Em comparação com os braquetes sem revestimento, os braquetes Ag-Pt apresentaram um grau reduzido de corrosão.

Outro estudo foi efectuado por Baby RD et al.,[28] (estudo in-vitro) em que revestiram braquetes com dióxido de titânio e verificaram a sua importância contra Streptococcus mutans. Devido à sua forte fotoactividade, estabilidade e acessibilidade relativa, o TiO2 tem sido considerado um material valioso e tem sido aplicado numa variedade de domínios industriais e ambientais. Existem três formas cristalinas distintas de TiO2: rutilo, anatase e brookite. A estrutura e as características destas formações cristalinas são diferentes. O rutilo forma-se a temperaturas superiores a 900 graus Celsius, enquanto os cristais de anatase se formam entre 400 e 500 graus Celsius. A forma amorfa da brookite pode transformar-se, a baixas temperaturas, em anatase e, a temperaturas mais elevadas, em rutilo[28] . A utilização de filmes de óxidos fotocatalíticos, dos quais o óxido de titânio (TiO2) é o mais frequentemente utilizado, tornou-se mais significativa nos últimos dez anos. O fotocatalisador é um composto químico que funciona como um catalisador quando exposto à luz.

Quando o TiO2 é exposto à radiação UV na presença de um meio aquoso, sofre processos de redução e oxidação que produzem radicais hidroxilo, que são depois utilizados na decomposição de compostos orgânicos.

Considerando a não toxicidade e os efeitos antimicrobianos do Ag+ e a estabilidade química, a propriedade fotocatalítica e a benignidade do TiO2 , Fatani EJ et al., em 2017, revestiram braquetes de aço inoxidável com TiO2 incorporado com Ag+ e avaliaram a biocompatibilidade, as propriedades antibacterianas e antiaderentes do braquete ortodôntico[21] . Os principais agentes patogénicos formadores de biofilme da cavidade oral, S. mutans e P. gingivalis, apresentaram uma diminuição considerável da aderência nas superfícies modificadas dos suportes de aço inoxidável com efeitos fotocatalíticos do Ag+ TiO_2. Outras formas de prata e titânio, como a nano-prata (60-100µm) e o nano-titânio (60-100µm), foram também utilizadas para revestir os brackets ortodônticos utilizando a técnica de deposição física de vapor. Foi determinado que os revestimentos de óxido de titânio e prata com espessuras de 60 e 100 µm podem efetivamente reduzir o número de colónias bacterianas e diminuir a rugosidade da superfície também[29] .

Verifica-se que a banda de absorção do TiO_2 só pode utilizar a luz UV, que constitui 5% da luz solar, e está limitada a comprimentos de onda inferiores a 387 nm na gama UV. Além disso, na utilização prática, o risco fotoquímico da fonte de luz UV para a pele e os olhos dos pacientes e do pessoal dentário não pode ser ignorado. Assim, para ultrapassar este problema, o TiO_2 foi modificado com dopagem com N. O TiO_2 dopado com N tem uma excelente atividade de luz visível e de luz UV, o que indica que a dopagem com N é a melhor abordagem para demonstrar a atividade catalítica no espetro de luz visível, aumentando a taxa de utilização da luz visível e, por sua vez, exibindo a eficiência fotocatalítica do nano-TiO_2[30] .

Dado que as nanopartículas de prata são tão semelhantes em tamanho aos iões de prata e porque provocam a descoloração dos dentes, houve preocupações quanto à segurança biológica das nanopartículas de prata[31] . Por conseguinte, em estudos mais recentes, o óxido de cobre e o óxido de zinco estão a ser utilizados para revestir os brackets, devido às suas propriedades antimicrobianas. As nanopartículas de CuO (CuO-NPs) causam danos no ADN, o que aumenta as propriedades antibacterianas do material[32] . Além disso, em comparação com as nanopartículas de cobre, a taxa de libertação das CuO-NPs é maior. Através destes estudos, observou-se que a eficácia antibacteriana dos braquetes revestidos com nanopartículas de CuO e ZnO-CuO sobre S. mutans é superior à dos braquetes revestidos apenas com ZnO[31] .

De acordo com investigações anteriores, as nanopartículas de óxido de zinco (ZnONPs), que são membros da família dos óxidos metálicos semicondutores, demonstraram ser utilizadas como fotossensibilizadores na aPDT[33] . A terapia fotodinâmica antimicrobiana (aPDT) é uma estratégia de tratamento adjuvante bem estudada que é frequentemente utilizada em medicina dentária para melhorar a saúde oral e gerir a carga microbiana na cavidade oral[34] . Como parte de uma terapia fotodinâmica (aPDT), é utilizada uma fonte de luz - como lâmpadas de halogéneo, lasers ou díodos emissores de luz

- para ativar determinados tipos de fármacos conhecidos como fotossensibilizadores na presença de oxigénio. Isto produz espécies reactivas de oxigénio, que causam a morte das células e melhoram os cuidados de saúde oral, controlando a carga microbiana na cavidade oral[35] .

Foi referido que, quando o tamanho das partículas de ZnO aumenta na gama dos nanómetros, a energia da superfície aumenta, provocando a acumulação de nanopartículas devido às forças de Van der Waals e/ou outras interacções. Em última análise, isto resulta num declínio da estabilidade e da força mecânica, o que, por sua vez, afecta a atividade e a eficiência do ZnO. Para ultrapassar estas limitações e melhorar a bioestabilidade das ZnONP's, são utilizados materiais estabilizadores, hospedeiros de ligação e suportes com elevada área de superfície e volume de poros[33] . Os silicatos porosos cristalinos conhecidos como zeólitos (Zeos) têm uma estrutura cristalográfica complicada, grande estabilidade e uma grande área de superfície entre os vários suportes. Com uma rede tridimensional de partículas tetraédricas [SiO4]4- e [AlO4]5- interligadas, apresentam uma estrutura microporosa muito regular e aberta. A Zeo pode, no entanto, ter aumentado a quantidade de fotossensibilizadores que as células-alvo absorveram. Neste estudo, as ZnONP's são carregadas em Zeo para aumentar a sua atividade fotocatalítica, evitar a aglomeração e alcançar o efeito sinérgico. Os ZnONP's são também melhor geridos, têm distribuições mais uniformes e têm maior atividade antibacteriana quando são utilizados com a estrutura cristalina Zeo. Como consequência da sua forte capacidade de gerar espécies reactivas de oxigénio (ROS), as conclusões do estudo demonstram que o aPDT baseado em Zeo/ZnONPs emergiu como um método de tratamento adjuvante viável nos domínios dos anti-biofilmes e anti-cáries. Mas, de acordo com os dados existentes, o aPDT que emprega Zeo/ZnONPs pode ser o método de remineralização mais eficaz para melhorar a microdureza da superfície do esmalte após a desmineralização microbiana[33].

Recentemente, em 2021, a hidroxiapatite (HA) tem sido utilizada para revestir os brackets. Uma vez que a hidroxiapatite (HA), que é uma substância cristalina de fosfato de cálcio, partilha muitas características com a porção mineral do tecido duro do corpo humano (como a biocompatibilidade e a solubilidade limitada em ambientes húmidos), é amplamente utilizada em medicina dentária e medicina[36] . Outra caraterística benéfica do AH é a sua ação antibacteriana. A investigação indica que a HA pode impedir a proliferação de S. mutans e de outras infecções orais[37] . A hidroxiapatite combinada com nanopartículas de prata (HA-SNP's) também tem sido utilizada para revestir brackets e estudar os seus efeitos antimicrobianos.

Nos últimos anos, os pontos quânticos de carbono (CQDs), que são um material de carbono único, têm atraído muita atenção dos investigadores devido à sua intensa fluorescência, baixo custo, respeito pelo ambiente e excelente biocompatibilidade. Estes domínios incluem a fotocatálise, as células solares e a imagiologia celular[38] . Uma das vantagens distintivas dos CQDs em relação a outros materiais é a sua capacidade de transformar ondas de baixa frequência em ondas de alta frequência, particularmente devido à sua caraterística de fluorescência de conversão ascendente. A fluorescência de conversão ascendente tem sido amplamente estudada até à data, em particular nos domínios fotocatalíticos, onde os CQDs têm a capacidade de converter a luz visível em luz ultravioleta ou quase ultravioleta.

Isto implica que a maioria dos semicondutores de banda larga tem potencial para realizar a fotocatálise em luz visível, o que pode aumentar de forma observável o fator de disponibilidade da luz visível. Liu et al., por exemplo, desenvolveram CQDs/TiO2 para melhorar a fotocatálise com luz visível[39] , Pan et al., conseguiram modificar os CQDs para fotocatalisar SnO2 utilizando luz visível[40] enquanto Zhang et al. criaram um nanocompósito ZnO/CQDs para aumentar a eficiência fotocatalítica. Por conseguinte, todos estes estudos contribuíram para a criação de revestimentos superiores para melhorar as propriedades antibacterianas dos suportes[41] .

TÉCNICAS DE REVESTIMENTO

Os revestimentos são um dos poucos métodos utilizados para modificar a superfície dos materiais. São classificados de acordo com o seu objetivo. As características da superfície, a espessura, as capacidades mecânicas e de fricção[42] , a corrosividade[43] , a aderência bacteriana[44] , e a estabilidade do revestimento são vários factores considerados no revestimento de brackets ortodônticos.

Com o objetivo de aumentar as qualidades da superfície, têm sido utilizados muitos processos e materiais de revestimento. No entanto, vários problemas de revestimento têm ocorrido, principalmente a delaminação ou deterioração do revestimento[45] . Na Ortodontia, várias estratégias têm sido utilizadas para melhorar as características desses materiais.

O processo de deposição pode ser dividido em[45] :

1. Processos de deposição física:

A. Deposição em fase vapor por processo físico (PVD)

- Sputtering

  - Radiofrequência

  - Magnetrão

  - Dispersão iónica de alta energia

- Evaporação

2. processos de deposição química

A. Fase gasosa

- Deposição química de vapor (CVD)

  - Deposição atómica a laser (ALD)

  - Deposição Eletroquímica de Vapor (EVD)

B. Solução

  - Sol-Gel

  - Revestimento profundo

  - Revestimento por rotação

  - Pirólise por pulverização

Uma outra forma de classificar os processos utilizados para o revestimento é a seguinte: (conforme indicado por Peláez-Vargas A.)

1. Térmica

a. TPS

b. Deposição de vapor

b.1. PVD (deposição em fase vapor por processo físico)

- Evaporação

- Sputtering

    ◇ Radiofrequência

    ◇ Magnetrão

    ◇ Dispersão iónica de alta energia

b.2. CVD (deposição em fase vapor por processo químico)

2. Química

a. Eletrodeposição

b. Eletroforese

c. Sol-gel

c.1. via coloidal

c.2. via polimérica

    ◇ Orgânico

    ◇ Inorgânicos

    ◇ híbrido

1. TÉRMICA:

- Pulverização por plasma térmico

Este método deposita elementos metálicos e não metálicos finamente pulverizados sobre um substrato semi-fundido ou fundido. A base desta técnica supramencionada é a descarga de plasma de acoplamento indutivo por radiofrequência (RF-ICP) ou arco de corrente contínua. Gera temperaturas extremas, permitindo a fusão de qualquer material[46].

A pulverização por plasma permite taxas de deposição rápidas até 80 g/min; por conseguinte, pode ajudar a formar depósitos espessos. Além disso, esta técnica produz revestimentos com uma superfície irregular que promove o crescimento ósseo, tornando-os perfeitos para aplicações ortopédicas[47].

2. PROCESSOS DE DEPOSIÇÃO FÍSICA: -

2.1 Processo de deposição física de vapor (PVD)-

Através desta técnica, os átomos/moléculas de um líquido ou de uma fonte sólida são evaporados e são fornecidos como vapor ao substrato através de baixa pressão ou vácuo, onde sofrem liquefação. As taxas de deposição variam entre 1-10 nanómetros por segundo neste processo. A evaporação (deposição em vácuo), a deposição iónica, a deposição por pulverização catódica e a deposição de vapor por arco são quatro tipos de deposição física de vapor, dos quais os processos de evaporação e de pulverização catódica são comuns[48].

Ryu et al. utilizaram esta abordagem para examinar as características antibacterianas de revestimentos de liga de prata-platina em aparelhos ortodônticos de aço inoxidável e concluíram que os revestimentos de Ag-Pt apresentam um efeito bactericida significativo durante o tratamento ortodôntico em curso[20].

● Evaporação-

O processo mais básico da deposição física de vapor é a evaporação, frequentemente conhecida como deposição a vácuo. Esta abordagem foi utilizada por Tripi et al. para revestir limas endodônticas de Ni-Ti[49]. Este procedimento tem lugar no vácuo e envolve o aquecimento de um material até à sua temperatura de fusão ou sublimação.

● Sputtering físico-

A deposição por pulverização catódica é um processo que se refere à deposição de partículas que se evaporaram da superfície através do processo de pulverização catódica física. O impacto de partículas energéticas de tamanho atómico leva a uma transferência de momento que, por sua vez, leva à evaporação de átomos/moléculas de uma superfície sólida[45]. As técnicas de pulverização física incluem a radiofrequência (RF), a pulverização iónica de alta energia e a pulverização magnetrónica.

Por este processo, os catiões de uma descarga de gás inerte são lançados sobre um alvo catódico sólido. Desta forma, os átomos da superfície são eliminados e depositados na área desejada, formando uma camada fina. De seguida, os substratos são empurrados para dentro de uma câmara de vácuo com temperatura predefinida[45] . A pulverização catódica começa quando uma carga negativa é enviada para o material alvo. Isto resulta num plasma ou numa descarga incandescente em que as partículas de gás catiónico produzidas na área do plasma são atraídas para a placa alvo catódica. Esta colisão provoca uma transferência de momento e a ejeção de partículas atomizadas do alvo, criando assim uma camada fina na superfície do substrato[50] .

Tendo em conta a propriedade antiaderente e antibacteriana do dióxido de titânio fotocatalítico (TiO2), vários autores sugeriram a sua utilização como material modificador da superfície para mitigar a produção de placa bacteriana durante a terapia ortodôntica ativa[50] . Esta tecnologia foi utilizada por Shah et al. para revestir dióxido de titânio fotocatalítico (TiO2) em brackets de aço inoxidável para avaliar as suas capacidades antiaderentes e antibacterianas contra Lactobacillus acidophilus[45] .

Este procedimento foi também utilizado por Surmenev et al. para revestir substratos de níquel-titânio com fosfato de cálcio e analisar a libertação de níquel. Verificou-se que, desta forma, a libertação de níquel da liga reduziu-se[51] .

Ozeki et al. utilizaram esta abordagem para revestir placas de NiTi com alumina, hidroxiapatite e titânio, com o objetivo de reduzir os sintomas de alergia ao níquel em implantes constituídos por liga de NiTi. Utilizaram este processo para revestir titânio em fios ortodônticos de NiTi e para avaliar a degradação da super elasticidade desses fios e descobriram o potencial desta técnica para utilização no sector ortodôntico[52] .

Salehi et al. (2018) realizaram um estudo in-vitro em que o dióxido de titânio dopado com N foi revestido em braquetes SS usando o método de pulverização catódica por radiofrequência magnetrónica. Durante um período de 90 dias, os brackets ortodônticos revestidos com dióxido de titânio dopado com N demonstraram uma maior atividade antibacteriana contra S. mutans, provando ser benéficos na redução da descalcificação do esmalte durante a terapia ortodôntica.

3. PROCESSO DE DEPOSIÇÃO QUÍMICA

3.1 <u>Deposição de vapor químico-</u>

Neste processo, é introduzido um gás precursor numa câmara que contém um ou mais substratos aquecidos para serem vitrificados, o que resulta na produção de subprodutos químicos e na sua subsequente expulsão da câmara, bem como na formação de gases precursores que não reagiram[42] . Os métodos tradicionais de CVD exigem temperaturas elevadas (600-900 C) para que a reação esperada ocorra, o que restringe grandemente o âmbito de aplicação. As técnicas de deposição de vapor químico incluem as seguintes: -

✧ CVD à pressão atmosférica,

✧ laser CVD,

✧ CVD de baixa pressão,

✧ fotoquímica e

✧ CVD metal-orgânico.

As principais vantagens dos revestimentos CVD são o facto de serem conformes por natureza, o que implica que a espessura da camada superior é equivalente à espessura da película nas paredes laterais. Isto mostra que têm velocidades de deposição elevadas e que pode ser utilizada uma grande variedade de materiais. Além disso, os artigos podem ser depositados com excelente pureza. Por outro lado, a principal desvantagem da CVD é o facto de os precursores deverem ser voláteis à temperatura ambiente. Para além disso, os precursores são tóxicos, perigosos, dispendiosos, explosivos e cáusticos[42] .

3.2 <u>Eletrodeposição-</u>

O substrato a ser revestido torna-se o cátodo de uma célula constituída por um eletrólito que deve permitir o fluxo de uma corrente eléctrica neste processo. Um eletrólito é normalmente uma solução à base de água constituída por um sal metálico do material a depositar e é mantido a uma temperatura constante. O elétrodo com carga positiva (ânodo) é constituído pelo metal a revestir e está posicionado perto do cátodo, que completa o circuito elétrico[53] .

Para minimizar o atrito, Redlich et al. revestiram fios ortodônticos por eletrodeposição. Este revestimento é constituído por uma película de níquel impregnada com bissulfureto de tungsténio, que são nanoesferas semelhantes a fulerenos. Os seus resultados revelaram uma diminuição considerável do atrito entre os fios revestidos e não revestidos[54] .

Outros autores, como Samorodnitzky-Naveh et al., investigaram revestimentos in vitro de nanopartículas de dissulfureto de tungsténio (IF-WS2) utilizando o procedimento de eletrodeposição para cobrir superfícies de NiTi, a fim de aliviar o atrito, e descobriram um declínio essencial que pode levar a uma variedade de aplicações[55] .

Qiu et al. utilizaram a eletrodeposição para revestir ligas NiTi com hidroxiapatite e hidroxiapatite/zircónia com o objetivo de medir a resistência à corrosão, e descobriram que a resistência à corrosão aumentou drasticamente num fluido corporal simulado após a aplicação desse revestimento[56].

4. MÉTODO SOL-GEL

Este método é uma tecnologia comercial bem estabelecida para a criação de nanopartículas coloidais (NPs) a partir de líquidos, e foi desenvolvido para a síntese de nanopartículas e revestimentos de ponta. Trata-se de um procedimento químico que facilita a produção de materiais vítreos e cerâmicos a temperaturas mais baixas do que os processos de deposição química ou física de vapor ou os métodos de pulverização de plasma, e que também gera uma vasta gama de morfologias, como nanoesferas ou monólitos[57].

Os métodos sol-gel podem ser utilizados para o fabrico de nanopartículas de óxido e nanopós compostos. Em termos gerais, o processo sol-gel envolve a conversão de um sistema de solução de um sol líquido para um gel sólido, seguido da conversão para um gel seco. Os ingredientes primários utilizados para a produção de sol são tipicamente compostos orgânicos metálicos, tais como alcóxidos metálicos ou sais metálicos inorgânicos. Uma dispersão estável de partículas coloidais ou polímeros em solvente resulta na criação de um sol. Para gerar uma suspensão coloidal ou um sol, o precursor é normalmente exposto a uma sucessão de processos de hidrólise e polimerização[58] . Esta técnica permite então a síntese de materiais em várias formas, tais como fibras, películas, monólitos e pós monossimilares, na fase seguinte. Depois de gerar um sol homogéneo, a fase seguinte é a gelificação, que é um processo de condensação que envolve a formação de uma rede de ligações. As fases de gel são geradas pela ligação de cadeias de polímeros ou pela formação de uma rede contínua 3D de uma fase líquida. A rede de um gel coloidal é constituída por aglomerados de partículas. As interacções entre as partículas de sol são dominadas por forças de van der Waals e ligações de hidrogénio. A fase seguinte deste processo é a maturação, na qual a estrutura 3D do gel se expande, em resultado da qual a água e o álcool são libertados. Depois disso, o gel é seco para produzir a sua estrutura final. Durante a fase de cozedura do processo sol-gel, todos os grupos hidroxilo ou orgânicos remanescentes são eliminados[42] .

Noutro estudo, Chun et al. testaram as propriedades antiaderentes e antibacterianas de fios ortodônticos de aço inoxidável, revestindo-os com óxido de titânio fotocatalítico (TiO2). Os resultados mostraram que os fios revestidos tinham um impacto anti-aderente numa variedade de espécies bacterianas, em comparação com os fios não revestidos. Este estudo também revelou que o TiO2 fotocatalítico pode ser usado para reduzir a formação de placa dentária durante o tratamento ortodôntico[59] .

Nahla Elhelbawy et.al.revestiram fios e braquetes de ss com nanopartículas de óxido de zinco e quitosano utilizando a técnica de revestimento por imersão sol-gel. Os resultados mostraram que a força de fricção diminuiu significativamente após o revestimento com nanopartículas de CTS ou ZnO. Estas nanopartículas têm o potencial de minimizar o atrito durante o movimento dentário, permitindo um melhor controlo da ancoragem, tempos de tratamento mais curtos e um menor risco de reabsorção radicular[60] .

As principais vantagens da abordagem sol-gel são[58] :

➢ melhor uniformidade estrutural e a excelente pureza dos elementos iniciais.

➢ Os sol-géis formam-se a baixas temperaturas.

➢ Existe a possibilidade de monitorizar a porosidade e a estrutura desta rede de gel.

➢ E é possível regular a condutividade do material final.

MODIFICAÇÕES DE SUPERFÍCIE

A modificação da superfície procura melhorar as características da superfície das substâncias metálicas[45] . Um estudo realizado por Horiuchi et al. demonstrou como o tratamento eletrolítico pode ser utilizado para engrossar o revestimento de óxido em substratos de NiTi, seguido de tratamento térmico para cristalizar a película e testar as suas propriedades antibacterianas. A folha de óxido amorfo foi eficazmente modificada e a iluminação com luz UVA foi utilizada para validar a atividade fotocatalítica na liga de NiTi tratada, o que conduziu a um efeito antimicrobiano[61] .

Outra abordagem para modificar a superfície dos materiais é a técnica de implantação de iões. Esta abordagem a baixa temperatura envolve a penetração de iões na superfície de um material para a alterar, em vez de a revestir. Esta abordagem tem sido utilizada em ortodontia para uma variedade de aplicações, sendo o teflon o material mais utilizado para revestir equipamento ortodôntico, de acordo com a literatura[45] .

A modificação da superfície por plasma (PSM) está a ganhar popularidade na engenharia biomédica devido à sua relação custo-eficácia e adequação a vários materiais. A modificação por plasma tem a vantagem de melhorar seletivamente as qualidades da superfície e a compatibilidade fisiológica, mantendo as propriedades gerais do material. O plasma, também conhecido por 4th estado da matéria, consiste em espécies atómicas, iónicas, moleculares e radicais imensamente energizadas. Os gases são frequentemente estimulados para estados energéticos utilizando micro-ondas, radiofrequência ou electrões através de emissões de um filamento aquecido[62] . O plasma, com a sua atmosfera peculiar e reactiva quimicamente carregada, conduz a muitas reacções de superfície. A elevada concentração de espécies ionizadas e excitadas do plasma pode afetar as propriedades da superfície de materiais inertes, como a cerâmica[63] .

As abordagens de modificação da superfície do plasma proporcionam vários benefícios para a engenharia de biomateriais, nomeadamente:

1) A engenharia de plasma é uma técnica rentável e versátil que se aplica a uma variedade de materiais, incluindo metais, cerâmicas, polímeros e compósitos. Os instrumentos de diagnóstico de plasma in situ permitem uma monitorização precisa dos processos de plasma[64] .

2. O processamento por plasma beneficia noutros domínios, como a microeletrónica, de conhecimentos prévios sobre a física e a química do plasma. Isto inclui a propriedade homogénea do plasma e o efeito do plasma não uniforme nas superfícies dos substratos[65] .

3. o processamento por plasma proporciona superfícies estéreis e é facilmente escalável para o fabrico industrial. Os métodos sem plasma são menos adaptáveis a diversos materiais de substrato[66] .

4. O tratamento com plasma pode alterar várias propriedades da superfície, incluindo químicas, biológicas, eléctricas, mecânicas e ópticas. Devido à estrutura estratificada da interface, as aplicações correctas permitem obter revestimentos espessos, sem furos e com fortes ligações interfaciais[67] .

5) A modelação de superfícies, um procedimento muito utilizado na indústria microeletrónica, pode ser obtida utilizando técnicas de plasma e de máscara.

NECESSIDADE DE MODIFICAÇÃO DA SUPERFÍCIE:-

A modificação da superfície dos biomateriais está a ganhar interesse na medicina como forma de melhorar a sua função e longevidade[66] . A engenharia de superfícies biomédicas é utilizada para melhorar a funcionalidade dos dispositivos, diferenciar produtos ou quando o material não é suficientemente bom. Um biomaterial eficaz é aquele que não provoca uma reação grave de corpo estranho ou uma resposta inflamatória. Por vezes, os biomateriais com fortes qualidades de massa carecem de propriedades de superfície adequadas para utilizações clínicas, e apenas algumas superfícies são totalmente biocompatíveis.

Para resolver estes problemas, pode ser aplicado um revestimento biocompatível, duro, resistente ao desgaste e à corrosão, o que pode ser conseguido utilizando a técnica PSM.

FONTES DE PLASMA:

A formação de plasma requer a separação de electrões de átomos ou moléculas gasosas, também conhecida como ionização. A ionização ocorre quando um átomo ou uma molécula colidem entre si ou obtêm energia de uma fonte de excitação. As fontes de plasma são classificadas em vários tipos, sendo as mais prevalecentes as fontes de plasma metálicas, gasosas e baseadas em laser[62].

➢ **FONTE DE PLASMA DE ARCO DE VÁCUO** - Esta fonte é constituída por dois componentes: uma unidade de geração de plasma e um filtro de macro-partículas. Ocorre uma descarga de arco entre o cátodo e o ânodo quando é fornecido um impulso de alta tensão ao elétrodo de disparo. Esta corrente de descarga concentra-se na superfície do cátodo, dando origem a manchas catódicas dinâmicas com uma densidade de corrente extraordinariamente elevada (de 1012 A/m) que conduz a uma elevada densidade de potência local (cerca de 1013 W/m), permitindo a transição do material sólido do cátodo para um plasma completamente ionizado. Este plasma gerado nos locais do cátodo estende-se rapidamente ao ambiente de vácuo. A técnica do arco catódico gera um grande número de iões a partir dos materiais catódicos, tornando possível a utilização de praticamente qualquer material condutor de eletricidade[68] .

> **FONTE DE PLASMA GASOSO:** O plasma gasoso inflama-se pela transmissão de um potencial através dele. O potencial de rutura é o mais baixo em torno de 0,7 Torr de pressão e varia em função da pressão e da largura da fenda de descarga. Qualquer variação em relação a este valor aumenta a rutura crítica deste campo elétrico[62] . Várias fontes de plasma de baixa pressão, incluindo a descarga luminescente por radiofrequência (rfGD), a corrente contínua (dc) e a ressonância ciclotrónica de electrões (ECR), funcionam a uma pressão mais baixa devido a um menor campo elétrico de rutura e a um melhor controlo da corrente.

> **FONTE DE PLASMA LASER -** Neste caso, impulsos de laser de alta densidade interagem com um objeto sólido, resultando na produção de plasma[69] . Durante um baixo fluxo de laser, o vapor formado pelo bordo de ataque do impulso de laser actua como um meio fino, permitindo que o feixe de laser viaje quase sem perturbações através dele, onde a fonte predominante de perda de energia é a condução de calor do alvo sólido, ocorrendo a

evaporação do metal líquido. No entanto, com um fluxo laser elevado, a temperatura do vapor provoca uma excitação e ionização atómica substancial. À medida que o vapor absorve a luz laser, decompõe-se e transforma-se em plasma[62] .

TÉCNICAS DE MODIFICAÇÃO DE SUPERFÍCIES POR PLASMA-

1. **PLASMA SPUTTERING AND CLEANING**: - as técnicas de modificação da superfície por plasma podem ser utilizadas para limpar e gravar a superfície de vários biomateriais. Os procedimentos de pulverização e limpeza por plasma removem compostos das superfícies através de pulverização física e de reacções químicas. São utilizados gases inertes, como o néon e o árgon, para limpar as superfícies. O árgon é o gás inerte mais frequentemente utilizado devido ao seu baixo custo e excelente eficiência de pulverização. Na investigação de biomateriais, o condicionamento por plasma envolve principalmente a exposição de materiais poliméricos ao plasma de árgon. A corrosão é uma forma de deterioração que ocorre na superfície dos polímeros. A exposição prolongada ao plasma provoca a erosão das camadas expostas[70] .

2. **IMPLANTAÇÃO DE PLASMA**: - Esta abordagem permite que os componentes penetrem na superfície dos materiais, mantendo as suas características termodinâmicas.

- <u>IMPLANTAÇÃO DE IÕES DE PLASMA</u>: A implantação de iões por imersão em plasma (PIII), também conhecida como implantação de plasma ou implantação de iões à base de plasma, envolve a envolvência de amostras com um plasma de alta densidade que é polarizado por impulsos para um potencial negativo mais elevado em relação à parede da câmara. O PIII melhora as qualidades da superfície dos materiais, incluindo a corrosão, o desgaste e a dureza. Os parâmetros instrumentais variáveis permitem a implantação, deposição e gravação simultâneas e sucessivas sem quebrar o vácuo. Além disso, como a implantação é normalmente efectuada a temperaturas moderadas e o alvo pode ser arrefecido, a deformação térmica da amostra é limitada. A PIII pode ser utilizada como uma etapa de pré-tratamento para futura deposição de película. A implantação de componentes gasosos ou metálicos nos materiais melhora a aderência da película e minimiza o stress causado pelo calor entre os materiais depositados e os materiais a granel[71].

Num estudo realizado por Takeshi Muguruma et. al. EJO 2013, foi investigada a influência do revestimento de carbono tipo diamante (DLC) nas características mecânicas e de fricção de suportes de aço inoxidável. A tecnologia de implantação/deposição iónica baseada em plasma (PBIID) foi utilizada para depositar películas de DLC em suportes de aço inoxidável sob duas condições atmosféricas. Descobriu-se que a técnica PBIID gera eficientemente um revestimento de DLC nas superfícies de braquetes ortodônticos de aço inoxidável[27].

Meyer-Kobbe et al. (2019) estudaram a redução do biofilme intraoral comparando materiais de brackets de aço inoxidável revestidos a prata e implantados com iões de prata (PBIID). Em que os braquetes ortodônticos de aço inoxidável modificados com PIIID demonstraram prevenir com sucesso a formação de biofilme intraoral quando comparados com braquetes não tratados, semelhantes aos braquetes revestidos com prata galvânica e PVD. Além disso, a superfície modificada com prata PIIID apresenta uma maior ação bactericida[72].

3. **DEPOSIÇÃO DE PLASMA:** - é crucial na engenharia de biomateriais porque permite a criação de camadas com características únicas que diferem dos materiais a granel. Os procedimentos comuns para este efeito incluem a co-polimerização por enxerto de plasma, a

deposição de plasma duplo, a polimerização por plasma, a ablação por laser e a pulverização por plasma.

- <u>DUAL PLASMA DEPOSITION</u> - é um método revolucionário baseado na implantação de iões por imersão em plasma. Esta técnica gera plasmas de gás e de metal utilizando uma fonte de descarga incandescente de radiofrequência e uma fonte de plasma de arco de vácuo. A imersão do substrato no plasma permite uma deposição fácil e uniforme em vastas áreas[62]. Esta técnica também foi utilizada para criar películas finas compostas de TiN e TiO_2.

- <u>POLIMERIZAÇÃO POR PLASMA</u>: - Este método envolve a transformação de moléculas de baixo peso molecular (monómeros) em polímeros de alto peso molecular utilizando espécies energéticas de plasma, incluindo electrões, iões e radicais. A polimerização por plasma difere da polimerização tradicional, que utiliza radicais e iões. Envolve a ativação de monómeros em radicais, a sua recombinação e a reativação das moléculas resultantes, o que resulta na produção de polímeros com composições químicas e características físicas distintas das da polimerização tradicional, mesmo quando são utilizados os mesmos monómeros[73].

- <u>CO-POLIMERIZAÇÃO POR PLASMA-GRAFTING:</u> - envolve a exposição de polímeros ao plasma, o que provoca colisões inelásticas entre os electrões do plasma e a superfície do polímero, resultando na formação de radicais nas cadeias poliméricas. Quando estes radicais entram em contacto com monómeros na fase líquida ou gasosa, podem provocar a polimerização, levando à produção de copolímeros enxertados na superfície. Esta técnica é normalmente utilizada para modificar a hidrofilicidade superficial dos polímeros. O processo envolve a exposição breve de um polímero a plasma, frequentemente árgon, hélio ou azoto[74].

- ABLAÇÃO LASER: - A ablação laser (LA) produz uma película através do transporte de uma pluma de plasma da superfície do alvo para o substrato. A qualidade da película é fortemente influenciada pela densidade e energia cinética da pluma de plasma. Este processo difere dos processos tradicionais de deposição de película em alguns aspectos. Em primeiro lugar, permite a deposição de materiais com elevados pontos de fusão, desde que absorvam a luz laser. Além disso, produz menos contaminação da película do que um método de evaporação que utiliza um aquecedor ou um filamento. O procedimento pode gerar películas a pressões elevadas num ambiente oxidante devido à ausência de um aquecedor ou filamento na câmara de deposição. Quando são utilizadas condições correctas durante a deposição, a composição alvo é transmitida estequiometricamente para a película[75].

- <u>PLASMA SPRAYING</u>: -Esta técnica envolve a introdução de materiais em pó na região de plasma de uma tocha. A alta temperatura do plasma e a velocidade do fluxo aceleram as partículas fundidas ou parcialmente fundidas em direção ao substrato, resultando num revestimento lamelar. A pulverização por plasma pode depositar uma vasta gama de metais e materiais devido à sua elevada temperatura central. Esta temperatura elevada permite a utilização de materiais de revestimento com elevado ponto de fusão, tais como cerâmicas, cermets e materiais refractários. No entanto, a pulverização por plasma tem um inconveniente, que é a fraca adesão do revestimento ao substrato, embora existam inúmeras formas de a melhorar. Esta técnica é normalmente utilizada em cerâmicas bioactivas como a hidroxiapatite ($C\,P_{103}\,H$, HA) e em implantes cirúrgicos metálicos para incorporar camadas osteocondutoras[76].

EFEITOS DOS REVESTIMENTOS E MODIFICAÇÕES DA SUPERFÍCIE

Utilizando uma variedade de metais, polímeros e materiais compósitos, a tecnologia de revestimento de superfície modifica a morfologia da superfície, as características mecânicas e as qualidades antibacterianas de braquetes e fios, criando uma camada extra apropriada na superfície do substrato e aplicando vários revestimentos nas respectivas superfícies[45] . Atualmente, este é um método crucial para melhorar a funcionalidade do equipamento ortodôntico, permitindo resultados terapêuticos, incluindo resistência à corrosão, benefícios antibacterianos e redução da fricção[77] .

Seguem-se os tipos de revestimentos e os seus efeitos nos brackets ortodônticos:

- Revestimentos para redução do atrito

- Revestimentos antibacterianos

- Revestimentos resistentes à corrosão

1. **REVESTIMENTOS PARA REDUÇÃO DO ATRITO**: -

As duas principais categorias destes revestimentos atualmente em uso são os não metálicos e os metálicos e, dentro de cada categoria principal, há uma série de diferentes revestimentos simples e compostos. No domínio dos revestimentos metálicos, os revestimentos simples incluem Zno, TiO2, Zn, TiN, etc., enquanto os revestimentos compostos incluem Ni-Ti-Mo, Ni-Ti-Cr, Al-SiO2. Desde então, tem havido um grande interesse em revestimentos feitos de prata (Ag) e compostos metálicos, como o óxido de zinco (ZnO)[60] , o óxido de alumínio (Al2O3) e o nitreto de titânio (TiN)[78] . Os materiais de revestimento não metálicos são relativamente recentes; exemplos incluem compostos à base de carbono, como o DLC (revestimento de carbono tipo diamante)[79] , revestimentos bioactivos, como o vidro bioativo, e revestimentos poliméricos, como o PTFE e os revestimentos epóxi, para citar alguns. Além disso, os métodos comuns incluem a produção de nanopartículas, bem como o seu revestimento em superfícies de fixação através de pulverização catódica por magnetrão[80] , imersão e evaporação.

Entre estes, os dissulfuretos de tungsténio (WS2) foram o primeiro revestimento de redução de fricção composto por metal a ser utilizado. Quando combinadas com Ni e Ni-P, as nanopartículas de WS2 podem ter um impacto comparável na superfície do braquete e dos fios, formando um revestimento homogéneo e de espessura adequada[81] . Uma camada sólida de lubrificante forma-se entre as interfaces como resultado da película de nanopartículas que se desprende em resposta à fricção, o que reduz o atrito, particularmente sob alta pressão[82] . Assim, nos processos de alinhamento que envolvem ângulos de contacto significativos, como os tipos de movimento dentário de inclinação e verticalização, os revestimentos WS2 são mais adequados para utilização[81] . Além disso, as primeiras investigações demonstraram uma boa biocompatibilidade; no entanto, a citotoxicidade é ainda desconhecida e não foram efectuados estudos de simulação do ambiente intra-oral. Por conseguinte, estes factores devem ser o foco de investigação futura[77] .

A forte biocompatibilidade e a baixa toxicidade do ZnO tornam-no um material interessante para trabalhar. De acordo com uma análise da segurança humana, o ZnO nanoestruturado é seguro para os seres humanos. O seu potencial de utilização em aplicações biomédicas levou também a um aumento da investigação sobre os nanorrevestimentos de ZnO como forma de reduzir o atrito em aparelhos fixos. As NPs de ZnO têm qualidades de redução da fricção, antibacterianas e biocompatíveis superiores às do ZnO compacto[83] . Além disso, os revestimentos de ZnO fabricados pela abordagem sol-gel podem ser aplicados em cadeira de rodas, o que faz com que seja uma das técnicas de preparação mais práticas para utilização em ambientes clínicos. Estes revestimentos de ZnO têm sido amplamente utilizados no revestimento de brackets de cerâmica para melhorar as suas propriedades de redução do atrito. Quando se trata de reduzir o atrito nas superfícies dos aparelhos ortodônticos, Elhelbawy N. et al. investigaram e descobriram que o quitosano é um material de revestimento mais recente e potencialmente benéfico em comparação com o ZnO. Esta analogia mostrou que não havia diferença discernível entre o quitosano e o óxido de zinco (64% e 53%, respetivamente) em termos do grau de redução da fricção[60] .

Na ortodontia, os revestimentos de compostos de titânio estão a ser amplamente utilizados. Os revestimentos de TiN iónicos caracterizam-se por uma elevada dureza, resistência ao desgaste e à corrosão, e lubrificação da superfície. Devido ao facto de poderem desenvolver uma camada passiva de dióxido de titânio (TiO2) na sua superfície, os revestimentos de TiN são frequentemente aplicados a uma variedade de instrumentos e materiais dentários[84] . Arici N. et al. realizaram um estudo que descobriu que o revestimento de braquetes SS com TiN através de pulverização magnetrónica por radiofrequência pode diminuir o coeficiente de fricção em 50% quando combinado com fios SS não revestidos. No entanto, quando os fios revestidos com TiN e os braquetes não revestidos são combinados, o coeficiente de atrito (CoF) aumenta independentemente de os fios serem feitos de SS ou NiTi[78] . A combinação de TiN com vários materiais de aplicação é a tendência atual. Os materiais de revestimento derivados do TiN, por exemplo, carbonitreto de titânio (TiCN)[85] , revestimentos compostos de níquel-titânio-molibdénio (Ni-Ti-Mo) e revestimentos multicamadas de TiN/Ti (nitreto de titânio/titânio)[80] são mais vantajosos para a aplicação clínica do que o TiN, devido às vantagens adicionais combinadas com um impacto mais preciso na redução do atrito. Foi sugerido por várias revisões sistemáticas e meta-análises[86] que os fios ortodônticos revestidos com nanopartículas podem reduzir consideravelmente a resistência ao atrito. É possível que a espessura dos nano-revestimentos de TiO2 possa ser a causa da sua incapacidade de reduzir consideravelmente o atrito em comparação com outros revestimentos[87] . Isto leva a um aumento da força de atrito, uma vez que há mais pressão na parede interior da ranhura. Além disso, a deformação e a descamação da morfologia da superfície são consideradas factores contribuintes. Num estudo efectuado por Tania Ghasemi et al. em 2016, verificou-se que os suportes de aço inoxidável revestidos com TiO2 pela técnica PVD não têm menos atrito, uma vez que o revestimento era suficientemente espesso para aumentar o atrito com uma espessura de película de 60 e 100 μm[29] .

Os revestimentos de óxido, como o Al2O3, são amplamente utilizados em muitos tipos de aplicações. Uma demonstração completa do impacto de redução de atrito dos revestimentos de Al2O3 foi fornecida pela pesquisa realizada em 2021 por Nursel Arici et al.[78] . Independentemente de o fio ser composto de SS ou NiTi, ou se os próprios fios têm um revestimento de Al O_{23} ou não, o CoF pode ser muito reduzido quando um revestimento de Al O_{23} é revestido na superfície de braquetes de aço inoxidável. Além disso, os braquetes de aço inoxidável revestidos com Al O_{23} combinados com fio revestido com Al O_{23} produziram o menor coeficiente de atrito (CoF) de todas as combinações. Para a máxima redução do atrito, é ideal cobrir tanto os braquetes quanto o fio.

De acordo com Nursel Arici et al.[78] , o revestimento de CrN não teve efeito na redução do atrito entre os braquetes e os arcos quando aplicado aos braquetes / arcos ss isoladamente ou em combinação. Testes de fricção seguidos de fotos SEM demonstraram que a camada de CrN se desprendeu da superfície. Consequentemente, o aumento do coeficiente de fricção (CoF) poderia ser causado por restos de substância de revestimento na área de contacto superfície-superfície. No entanto, a utilização de revestimentos de carboneto de crómio duro (HCCP) não apresenta este fenómeno. O atrito dos arcos de SS é grandemente reduzido pelos revestimentos HCCP, embora as características mecânicas como a resistência à flexão e o módulo de flexão não sejam afectadas[88] . Embora tenha algumas desvantagens, como a biocompatibilidade não comprovada e a estética insatisfatória, é um material de revestimento viável que poderia ser utilizado num ambiente terapêutico para diminuir o atrito.

O grafeno e o carbono tipo diamante (DLC) são os dois componentes básicos dos materiais de revestimento à base de carbono. O DLC é uma camada de carbono que se assemelha a um diamante e tem propriedades notáveis, tais como baixo coeficiente de atrito, elevada resistência à corrosão, inércia química e dureza extremamente elevada[79] . Em comparação com os suportes revestidos com TiN, os suportes SS revestidos com DLC têm um melhor efeito e apresentam um menor atrito estático e dinâmico[89] . Além disso, a utilização de DLC em várias técnicas de revestimento, incluindo a pulverização catódica por plasma MCECR (mirror confinement electron cyclotron resonance), PECVD (plasma-enhanced chemical vapor deposition)[89] e PBIID (plasma-based ion implantation/deposition)[27] demonstrou benefícios comparáveis na redução do atrito. Além disso, foi demonstrado que o efeito dos revestimentos DLC na redução do atrito dos brackets SS revestidos com DLC não é afetado pelo ângulo de contacto, composição e tamanho do fio utilizado, ou pela humidade ou secura da instalação experimental[90] . As características mecânicas dos revestimentos de

DLC em diferentes espessuras foram examinadas por Muguruma et al.[91]

. A mesma conclusão foi estabelecida quando descobriram que um revestimento de DLC fino diminui o atrito da superfície; no entanto, a camada de DLC relativamente espessa tende a separar-se da interface DLC-aço. Além disso, a resistência à fricção diminui com o aumento da espessura da camada. Uma outra vantagem dos revestimentos DLC é a sua resistência a condições com elevado teor de flúor. A força de fricção não aumenta significativamente, mesmo com concentrações elevadas de iões de flúor[92] , em vez disso, permanece essencialmente estável. Para além do DLC puro, o atrito da superfície do suporte SS também pode ser reduzido através de revestimentos com DLC dopado com silício (Si-DLC) e DLC dopado com flúor (F-DLC). Em condições de humidade, os brackets revestidos com F-DLC demonstram uma diminuição da fricção estática em comparação com as circunstâncias secas entre os brackets e o fio. A dureza da superfície diminui significativamente quando o silicone ou o flúor são adicionados ao DLC. Embora o F-DLC funcione melhor em ambientes húmidos para diminuir o atrito entre o fio e os brackets, as aplicações reais devem considerar este inconveniente[93] . Para os brackets ortodônticos, os revestimentos DLC dopados com titânio são igualmente as melhores películas para minimizar o atrito porque, na maioria das situações, têm um coeficiente de atrito mais baixo do que o TiCN e o TiN, tanto em condições de saliva seca como artificial[85] . Em conclusão, os colutórios que contêm flúor não podem corroer os revestimentos DLC e os revestimentos à base de carbono possuem uma forte durabilidade geral e biocompatibilidade[92] . Ao contrário dos revestimentos metálicos, existem menos restrições relativamente à técnica e às circunstâncias do revestimento; no entanto, as camadas de revestimento têm de cumprir normas rigorosas em termos de espessura, uma vez que devem ser finas e eficazes[94] .

2. **REVESTIMENTOS RESISTENTES À CORROSÃO**: -

Os revestimentos de titânio carbonizado e de compostos de nitreto, bem como os revestimentos feitos de materiais semelhantes a diamantes, têm sido objeto de investigação sobre revestimentos resistentes à corrosão. Embora outros compostos à base de carbono, incluindo o grafeno, também estejam acessíveis, a sua eficácia ainda não é clara[77] .

Este grupo pode igualmente ser dividido em revestimentos metálicos e não metálicos.

- **REVESTIMENTOS METÁLICOS** - Estes incluem revestimentos simples e compostos.
- a. Revestimentos simples - Al O_{23} , TiAlN, TiN, TiCN, TiO_2 , WS_2
- b. Revestimentos compósitos - Ti-DLC, Ti-Cr-N, TiO dopado com N_2 , TiNb, Al-SiO_2

- **REVESTIMENTOS NÃO METÁLICOS**: - Incluem-se os seguintes,

a. Revestimento à base de carbono - revestimentos de óxido de grafeno, revestimentos de carbono tipo diamante

b. Revestimentos poliméricos - epóxi, PTFE (politetrafluoroetileno), naftalato de polietileno

c. Revestimentos bioactivos - lisozima

d. Revestimentos por injeção de iões - líquido iónico

Em soluções que contêm flúor e cloro, as ligas NiTi e o aço inoxidável são propensos à corrosão[95] . Certos revestimentos de superfície podem melhorar a sua resistência à corrosão, mas, após algum tempo, podem desgastar-se e descascar, deixando a superfície menos atractiva e mais abrasiva[96] . Por conseguinte, para uma maior longevidade, o revestimento da superfície do equipamento fixo deve ser resistente à corrosão e ao desgaste.

De acordo com um estudo realizado já em 2002, a resistência à corrosão de braquetes de aço inoxidável com nitreto de titânio (TiN) revestidos por iões em saliva sintética não superou significativamente a dos braquetes não tratados[97] . Os resultados de estudos posteriores, no entanto, mostraram que os braquetes de SS revestidos com TiN tinham melhor resistência ao desgaste[98] e resistência à corrosão em saliva artificial. No entanto, a investigação ainda não verificou a capacidade dos revestimentos de TiN para resistir à corrosão em soluções contendo flúor. Em seguida, Xue-shun Yuan et al. criaram películas de TiO2 dopadas com N utilizando a técnica de pulverização catódica por magnetrão de radiofrequência e revestiram-nas em brackets de aço inoxidável, demonstrando uma melhoria na capacidade dos brackets de aço inoxidável para resistir à corrosão tanto em solução de APF (fluoreto de fosfato acidulado) a 1,23% como em saliva artificial[99] . Foi realizado um estudo por Antonio Frois et al. 2021 em que as superfícies de aço inoxidável dos brackets, tubos e bandas foram revestidas com um revestimento biocompatível de a-C:H (carbono semelhante a diamante hidrogenado) utilizando a técnica de pulverização magnetrónica reactiva. Em condições ácidas, estes substratos de aço inoxidável apresentaram sintomas óbvios de corrosão por picadas; no entanto, o revestimento de a-C:H preservou a capacidade anticorrosiva, bem como a inércia química, mecânica e estrutural[100] .

3. REVESTIMENTOS ANTIBACTERIANOS: -

A terapia ortodôntica frequentemente resulta em problemas como o desenvolvimento elevado de biofilme microbiano nos equipamentos ortodônticos e materiais auxiliares, periodontite e, eventualmente, cárie dentária. Várias têm sido as tentativas para prevenir o crescimento de biofilme nos aparelhos e componentes ortodônticos[101] , sendo que um dos melhores métodos é a incorporação ou revestimento de compostos antimicrobianos nesses aparelhos. Quando reduzidas ao tamanho nanométrico, certas partículas demonstraram possuir qualidades antimicrobianas potentes contra microrganismos gram-negativos e gram-positivos[102] . Devido à sua maior relação superfície/volume, que lhes permite interagir estreitamente com as membranas microbianas e proporcionar uma área de superfície visivelmente maior para a ação antibacteriana, estes agentes antibacterianos nanométricos são recomendados para adição aos materiais dentários[103] . Há duas formas de incorporar nanopartículas (NPs) nos materiais dentários: misturando-as ou aplicando revestimentos de NP na superfície para inibir a aderência bacteriana e prevenir a cárie dentária[104] .

<u>MECANISMO DE ACÇÃO</u>: -

As NPs podem interagir com células bacterianas através de interacções hidrofóbicas, interacções recetor-ligando, forças de van der Waals e atração eletrostática para demonstrar atividade antibacteriana[102] .

- **INIBIÇÃO DE BIOFILMES** - Uma das melhores formas de evitar infecções orais é diminuir a aderência de biofilmes. As evidências sugerem que as NPs podem ter um impacto na adesão bacteriana e no desenvolvimento de biofilmes[105] , tendo sido determinadas as seguintes vias: -

a. *Inibição da formação* - De acordo com os relatórios, as NPs têm a capacidade de aderir e de se difundir nos biofilmes, perturbando o potencial de membrana das bactérias, influenciando os canais iónicos nos biofilmes que permitem a transmissão do sinal elétrico das bactérias, aumentando a ligação do ADN e a peroxidação lipídica. Estas acções impedem as bactérias de construir biofilmes e regulam a sua atividade metabólica[106] .

b. *Inibição da adesão* - As NPs têm a capacidade de alterar a superfície de um material de tal forma que o biofilme não pode aderir a ele. Jasso-Ruiz evidenciou as propriedades antibacterianas das nanopartículas de prata (Ag NPs) ao mostrar que os brackets ortodônticos produziam superfícies mais lisas quando revestidos com nanosilver, o que contribuía para inibir a aderência de Streptococcus sobrinus e S. mutans aos brackets[18] .

- **EFEITOS EXTRACELULARES E INTRACELULARES-**

A. *Deposição na superfície* - A morfologia da membrana celular bacteriana pode ser alterada pela acumulação de nanopartículas na superfície da bactéria, como demonstrado por técnicas de visualização, incluindo a microscopia de força atómica e a microscopia eletrónica. Como resultado da deposição de nanopartículas na superfície, formam-se buracos grandes e irreparáveis na superfície da célula bacteriana, o que proporciona uma passagem para as nanopartículas penetrarem na célula bacteriana[107] . A deposição de nanopartículas de ZnO causou a destruição da integridade e da morfologia das células, enquanto a deposição de nanopartículas de prata (Ag NP) na membrana celular bacteriana causou depressões na membrana celular da Escherichia coli, tendo sido encontrada uma quantidade significativa de Ag NPs implantadas na membrana celular bacteriana[108] .

B. *Stress oxidativo induzido por espécies reactivas de oxigénio (ROS):* - São produzidas diferentes formas de ROS quando as NPs convertem moléculas de oxigénio. Estas incluem oxigénio singlete (O2), radicais superóxido (O2 -), radicais hidroxilo (OH) e peróxido de hidrogénio (H2O2). Todos estes ERO têm um forte potencial redox positivo e variam em termos de dinâmica e atividade[109] . O desequilíbrio entre a geração e a remoção de ERO nas células bacterianas é perturbado por um excesso de ERO, conduzindo a um stress oxidativo e a danos subsequentes nas partes constituintes das células[102] . Os radicais livres gerados por Ag foram identificados pela primeira vez por Danilczuk[110] através da análise ESR (ressonância de spin eletrónico) de nanopartículas de Ag. Kim[111] confirmou que as NPs Ag produzem radicais livres através da análise ESR e concluiu que a ação antimicrobiana das NPs Ag está ligada à produção de radicais livres e aos consequentes danos que estes radicais causam às membranas. Foi demonstrado que as nanopartículas de dióxido de titânio geram potentes radicais hidroxilo bactericidas[112] . As ROS podem ainda aumentar a expressão de genes de proteínas oxidadas, um mecanismo chave na apoptose bacteriana[113] . As proteínas e várias enzimas periplasmáticas necessárias para preservar a forma regular e as funções fisiológicas das células bacterianas podem ser atacadas por ROS[114] .

C. *Iões metálicos dissolvidos - Os* seus efeitos incluem a dispersão e desorganização das membranas celulares originalmente ordenadas e regularmente espaçadas, o que prejudica a sua função inerente e mata a bactéria[114] . Os grupos funcionais de carga oposta das membranas celulares bacterianas interagem com as NPs catiónicas quando estas são expelidas. Morones et al.[115] e Sondi e Salopek-Sondi[108] descobriram que as NPs de Ag têm um efeito bactericida, cujos estudos também revelaram que as NPs podem entrar na bactéria e causar mais danos, potencialmente através de interacções com moléculas que contêm fósforo e enxofre, como o ADN. Yamanaka et al.[116] descobriram que o tratamento com Ag+ inibiu a expressão das proteínas da subunidade ribossomal, bem como de outras proteínas celulares e enzimas necessárias para a síntese de ATP, enquanto Feng et al.[117] descobriram que tanto a proteína como o ADN se tornaram inactivados.

CLASSIFICAÇÃO-

- REVESTIMENTOS METÁLICOS-
i. Revestimentos simples - Ag, ZnO, Zn, TiO_2 , Au
ii. Revestimentos compósitos - Ag-TiO_2 , PEDOT [poli(3,4-etilenodioxitiofeno)]
- REVESTIMENTOS NÃO METÁLICOS-
i. Revestimentos à base de carbono - GO (óxido de grafeno)
ii. Revestimentos poliméricos - quitosano, PTFE (politetrafluoroetileno), AgNP/PTFE (nanosilver/politetrafluoroetileno), epóxi, óxidos de silício

iii.   revestimentos   bioactivos   -   lisozima,   CTS/PEG

(quitosano/polietilenoglicol). BSA (albumina de soro bovino)

REVESTIMENTOS DE PRATA - A prata tem uma variedade de

qualidades antibacterianas que impedem os microrganismos de

aderirem à sua superfície através de vários métodos e têm um impacto

antibacteriano específico[118] . As AgNPs têm a capacidade de libertar

continuamente iões de prata, que danificam as membranas celulares e

as paredes das bactérias. Além disso, têm a capacidade de entrar nas

células e obstruir a criação de ADN e proteínas. Outros processos que

podem matar as bactérias incluem a produção de espécies reactivas de

oxigénio e a desativação de enzimas respiratórias nas células

bacterianas. As AgNPs também controlam as reacções inflamatórias, o

que impede os germes de sobreviverem para se reproduzirem[119] . Além

disso, a via de transdução de sinais das células bacterianas pode ser

perturbada pela desnaturação direta e pela perfuração da membrana

celular causadas pela aderência das nanopartículas de prata à superfície

da parede celular e da membrana bacterianas[120] . Os braquetes SS

revestidos com nanosilver também apresentam uma atividade

antibacteriana significativa. Valiollah Arash et al. produziram partículas

de prata através de uma técnica de galvanoplastia e verificaram que a

atividade antibacteriana do material podia persistir até 30 dias após a aplicação. Verificaram a atividade antibacteriana do revestimento de prata contra Streptococcus mutans utilizando testes de difusão em disco e de contacto direto[121] . O revestimento de nano prata foi eficaz contra Escherichia coli e Staphylococcus aureus[122] , para além das suas qualidades antiadesivas e antibacterianas contra Streptococcus mutans e Streptococcus distortus[18] . Além disso, este efeito estendeu-se para além dos brackets de aço inoxidável (SS) para incluir brackets de cerâmica e de liga de cobalto-crómio (Co-Cr)[122] .

A utilização da técnica PBIID (implantação e deposição de iões por imersão em plasma) em brackets de SS foi inicialmente examinada por Viktoria Meyer-Kobbe et al. numa experiência clínica. Depois de reduzirem o volume do biofilme e a cobertura da superfície e de alcançarem um desempenho bactericida ainda maior, chegaram à conclusão de que o impacto antibacteriano das superfícies modificadas com prata PIIID é comparável ao dos revestimentos de prata galvanizados e PVD[72] .

Em várias investigações, Ag e TiO2 foram adicionados a brackets de SS para aumentar as capacidades antibacterianas do revestimento de prata. Com uma biocompatibilidade aceitável, mostraram qualidades antiadesivas e antibacterianas mais fortes contra Porphyromonas gingivalis e Streptococcus mutans do que a Ag isolada, ajudando na prevenção de cáries dentárias e acumulação de placa[21] . Quando aplicados a Streptococcus mutans e Lactobacillus acidophilus, os brackets de SS revestidos com nanopartículas de Ag e ZnO mostram ambos atividade antibacteriana. Estes efeitos mantêm-se durante um mínimo de três meses. Além disso, os brackets revestidos com uma mistura de nanopartículas de prata e de óxido de zinco exibiram um impacto antibacteriano mais potente sobre o Lactobacillus acidophilus e o Streptococcus mutans quando justapostos a brackets revestidos apenas com estas nanopartículas[123] . As propriedades antibacterianas dos revestimentos de prata proporcionam uma defesa robusta contra as bactérias periodontais e cariogénicas, bem como contra as cáries de superfície lisa[19] . No entanto, os revestimentos de prata têm uma série de desvantagens, incluindo o seu elevado custo, dureza limitada e resistência insuficiente à corrosão. A boa notícia é que os revestimentos compostos de prata podem ser desenvolvidos para encontrar possíveis melhorias noutras qualidades, uma vez que têm efeitos antibacterianos semelhantes aos de outros materiais[123] .

REVESTIMENTOS DE TITÂNIO - O $TiO2$ é um material fotossensível que pode produzir espécies reactivas de oxigénio (ROS) e radicais hidroxilo (OH) quando exposto à radiação ultravioleta (UV).

Estes radicais são extremamente reactivos quando entram em contacto com substâncias orgânicas[124] . Esta ideia levou a um interesse crescente nas qualidades antimicrobianas do TiO2. Pode ser encontrado nas formações cristalinas de rutilo, anatase e brookite. A oxidação anódica (AO) produz anatase, enquanto a oxidação térmica (TO) produz rutilo. A investigação demonstrou que as películas de rutilo são menos eficientes do que as películas de anatase quando aplicadas a placas de titânio (Ti) e de titânio-prata (TiAg) no combate ao Streptococcus mutans[125] . Roshen Daniel Baby et al., pelo contrário, aplicaram revestimentos de TiO2 com várias configurações cristalinas a brackets de SS e chegaram a uma conclusão diferente. De acordo com os seus resultados, o TiO2 possui propriedades antibacterianas tanto na fase rutilo como na fase anatase, mas a fase rutilo apresenta uma maior atividade bactericida e uma citotoxicidade substancial contra o Streptococcus mutans[28] .

O inconveniente do TiO_2 é o facto de só poder gerar radicais hidroxilo quando exposto à luz UV. A atividade fotocatalítica do TiO_2 é baixa quando a luz visível é a única luz utilizada e a luz UV é filtrada[126] . No entanto, o substrato de película fina de TiO2 dopado com azoto demonstra uma eficácia bactericida notável quando exposto à luz visível como fotocatalisador sensível à luz[127] . As películas de dióxido de titânio dopadas com azoto produziram uma supressão de 98,86%, 91,00%, 95,19% e 69,44% contra Candida albicans, Lactobacillus acidophilus, Streptococcus mutans e Actinomyces viscous, respetivamente, quando aplicadas na superfície de suportes de aço inoxidável utilizando a técnica de pulverização catódica por magnetrão de radiofrequência[30] . A atividade antibacteriana e fotocatalítica de luz visível contra Lactobacillus acidophilus e Candida albicans pode ser atingida ao máximo por recozimento a 450°C, pulverização a 300°C durante 180 minutos e preservação de uma relação árgon:azoto (N) de 30:1[128] . Relativamente à atividade antibacteriana do TiO_2 , foram também realizados estudos sobre nanofilmes de TiO2 preparados por PVD e os resultados foram consistentes, independentemente da espessura do revestimento de 60 ou 100 um[29] . No entanto, a duração da exposição à luz visível foi fixada em 24 horas em vários estudos[127,30] . Nas aplicações do mundo real, este critério é impossível de cumprir. Os brackets SS revestidos com TiO2 dopado com N reduzem eficazmente a magnitude do aumento da concentração de Streptococcus mutans quando sujeitos a luz de cirurgia dentária e luz visível natural, como demonstrado numa experiência clínica controlada e aleatória por Avula Monica et al.[129] . Esse impacto é mais pronunciado 30 dias após a inserção dos aparelhos ortodônticos do que 60 dias depois e perdura por até 60 dias.

Os revestimentos de TiO2 são indesejáveis para uma utilização a longo prazo porque inibem a adesão bacteriana precoce[129] e descolam rapidamente[130] . Por conseguinte, é provável que sejam melhor empregues apenas para utilizações temporárias. Além disso, a necessidade de luz torna a utilização destes revestimentos inconveniente e o seu aumento de fricção reduz a sua eficácia terapêutica[126] . Embora as qualidades antibacterianas do titânio sejam reforçadas por aplicações compostas com oxigénio[131] , prata[125] , flúor[131] e azoto[127] , o elevado atrito e a longevidade do material ainda não foram resolvidos.

REVESTIMENTOS DE ZINCO - As nanopartículas de ZnO têm uma toxicidade mínima e uma forte biocompatibilidade, o que as torna adequadas para utilização em aplicações biomédicas. Também previnem a formação de biofilmes[132] . Num estudo de 2015 realizado por Baratali Ramazanzadeh et al., verificou-se que os braquetes revestidos com nanopartículas de ZnO fabricados por pirólise por pulverização tinham propriedades antibacterianas, mas a sua eficácia não foi igual à dos revestimentos de nanopartículas de CuO (óxido de cobre) e dos revestimentos compostos de CuO-ZnO, que reduziram o número de Streptococcus mutans para 0 após duas horas[31] , infelizmente a biocompatibilidade destes revestimentos nunca foi examinada.

O ZnO pode ser utilizado para criar um revestimento contendo nanopartículas de Ag, para além de ser aplicado sob a forma de composto com CuO. O impacto antibacteriano do revestimento composto de ZnO e nanopartículas de prata que Noha K. Zeidan et al.[123] aplicaram a brackets SS foi superior ao da aplicação de ZnO isolado contra Lactobacillus acidophilus e Streptococcus mutans. Considerando as qualidades mecânicas do ZnO e a eficácia antibacteriana da prata, a combinação dos dois pode aumentar os benefícios do revestimento. Em conclusão, o ZnO tem várias utilizações como revestimento em ambientes médicos. É visualmente apelativo e seguro de utilizar[133,31], biocompatível[133], antimicrobiano e resistente à fricção[134]. A sua eficácia antibacteriana continua a ser objeto de debate e a sua capacidade de resistir à corrosão e de suportar uma utilização a longo prazo ainda não foi demonstrada. A investigação futura deve concentrar-se na produção de nanopartículas de ZnO mais finas para revestimentos, a fim de melhorar as suas qualidades antibacterianas.

REVESTIMENTOS POLIMÉRICOS - O politetrafluoroetileno (PTFE) é uma substância de revestimento polimérico estético que tem sido utilizada há muito tempo. É eficaz em todas as superfícies de braquetes de aço inoxidável e os ensaios clínicos mostram que diminui a aderência de biofilme em braquetes de aço inoxidável[26] e fios de NiTi[135] . Além disso, em comparação com os revestimentos criados a altas temperaturas, o PTFE sintetizado a baixas temperaturas tem uma resistência superior à aderência microbiana[136] . No entanto, uma diminuição da aderência bacteriana inicial não pode ser responsável por estes efeitos antibacterianos e anti-adesivos[137] . Além disso, estudos que utilizaram uma técnica semelhante analisaram a utilização combinada de AgNPs e PTFE, e os resultados revelam que esta combinação tem qualidades antibacterianas superiores às dos revestimentos de PTFE isoladamente.

Em referência a revestimentos poliméricos alternativos, Adauê S. Oliveira et al.[138] utilizaram um método sol-gel para produzir revestimentos super-hidrofóbicos/hidrofóbicos de óxido de silício em superfícies de braquetes de cerâmica e aço inoxidável. Os resultados demonstraram que, em um período de 24 horas, o acúmulo de biofilme na superfície do braquete foi diminuído por ambos os revestimentos hidrofóbicos e super-hidrofóbicos, com o último sendo mais bem sucedido do que o primeiro. Os resultados deste trabalho sugerem que os revestimentos super-hidrofóbicos podem ser feitos para maximizar os efeitos antibacterianos dos revestimentos de SiOx aplicados aos brackets[138] . Como o ambiente oral é húmido, a saliva e a superfície hidrofóbica criam uma interface líquido-ar entre si que inibe a aderência das bactérias e a formação de biofilmes[139] . Este facto explica as qualidades antibacterianas superiores dos revestimentos hidrofóbicos e super-hidrofóbicos. De acordo com uma investigação recente, os revestimentos que contêm pontos de carbono ocos (HCD) azuis e fluorescentes e polidopamina (PDA) podem manter uma eficácia antibacteriana superior a 50% contra Escherichia coli e Streptococcus mutans durante um período de 14 dias. As propriedades luminosas dos HCDs podem também permitir a visibilidade clínica, facilitando a substituição imediata de revestimentos defeituosos. Além disso, este material bioativo terá grande sucesso no futuro devido à sua baixa toxicidade, elevada biossegurança e baixa resistência aos medicamentos[140] .

CONCLUSÃO

A terapia de superfícies ortodônticas é um campo de estudo contínuo. Nos últimos dez anos, tem havido uma enorme investigação sobre revestimentos redutores de fricção, resistentes à corrosão e antibacterianos. Foram inventados materiais melhores, foram investigadas várias técnicas e circunstâncias para melhorar o desempenho do material[77] . No entanto, apenas alguns são atualmente utilizados na ortodontia clínica, particularmente em áreas como a gestão da fricção e a redução da adesão bacteriana[45] .

A cavidade bucal tem o ambiente mais diversificado de qualquer parte do corpo. Apenas 250 das cerca de 700 bactérias encontradas na boca foram totalmente identificadas, de acordo com estudos actuais. As espécies bacterianas desenvolvem-se frequentemente em certas partes da cavidade bucal, sendo o Streptococcus mutans a causa mais comum de lesões de manchas brancas durante o tratamento ortodôntico. Atualmente, os biomateriais dentários com propriedades antibacterianas são muito procurados. A redução da aderência bacteriana é mais bem sucedida do que a utilização de produtos químicos bactericidas no equipamento dentário, que impedem o crescimento de bactérias[141] .

O revestimento e a alteração da superfície dos brackets ortodônticos melhoram as qualidades mecânicas e reduzem a aderência bacteriana.

Processos de revestimento eficazes reduzem a corrosão, o desgaste e a delaminação. Várias substâncias nanométricas têm características antibacterianas[104,142] . Esta especificação pode melhorar a terapia ortodôntica, reduzindo as cáries e os micróbios na cavidade bucal. As estirpes bacterianas estão a tornar-se resistentes aos antibióticos; no entanto, as nanopartículas metálicas são menos susceptíveis de causar resistência do que os medicamentos tradicionais. Vários agentes antibacterianos alternativos, tais como nanopartículas metálicas como o ouro (Au), o dióxido de titânio (TiO2), a prata (Ag), a sílica (SiO2), o cobre (Cu/CuO) e o óxido de zinco (ZnO), bem como nanopartículas de curcumina derivadas de raízes subterrâneas de Curcuma longa, têm despertado uma nova atenção[143] . A análise de aditivos como nanopartículas de prata, TiO2 e ZnO, bem como de suportes não revestidos, permite a comparação da atividade antibacteriana e da resiliência ambiental[42] .

Do ponto de vista da investigação, existem muitos revestimentos funcionais para superfícies de fixação ortodôntica. Apesar dos diferentes processos e circunstâncias de revestimento, cada um serve a um propósito específico em situações de teste variadas. Embora possa parecer que um novo revestimento tenha sido desenvolvido, é importante comparar uma variedade de materiais e processos de revestimento sob condições semelhantes antes de prosseguir com a pesquisa. Para selecionar os melhores materiais de revestimento para aplicações clínicas, é importante comparar os materiais recentemente descobertos com os actuais em muitas áreas[77] .

REFERÊNCIAS

1. Oh KT, Choo SU, Kim KM, Kim KN. Um braquete de aço inoxidável para aplicação ortodôntica. O Jornal Europeu de Ortodontia. 2005 Jun 1;27(3):237-44.

2. Russell JS. Produtos e práticas actuais: brackets ortodônticos estéticos. Journal of Orthodontics. 2005 Jun;32(2):146-63.

3. Kesling PC. Expandindo os horizontes do slot de fio de arco edgewise. American Journal of Orthodontics and Dentofacial Orthopedics (Jornal Americano de Ortodontia e Ortopedia Facial). 1988 Jul 1;94(1):26-37.

4. Ogiński T, Kawala B, Mikulewicz M, Antoszewska-Smith J. Uma comparação clínica das taxas de falha de brackets metálicos e cerâmicos: Um estudo de doze meses. BioMed Research International. 2020 Jan 10;2020.

5. Zinelis S, Sifakakis I, Katsaros C, Eliades T. Caracterização microestrutural e mecânica de brackets ortodônticos linguais contemporâneos. Revista Europeia de Ortodontia. 2014 Aug 1;36(4):389-93...

6. Eliades T, Zinelis S, Bourauel C, Eliades G. Manufacturing of orthodontic brackets: a review of metallurgical perspectives and applications. Patentes recentes em Ciência dos Materiais. 2008 Jun 1;1(2):135-9.

7. Eliades T, Zinelis S, Eliades G, Athanasiou AE. Caracterização de braquetes de aço inoxidável como-recebidos, recuperados e reciclados. Journal of Orofacial Orthopedics= Fortschritte der Kieferorthopadie: Jornal oficial da Deutsche Gesellschaft fur Kieferorthopadie. 2003 Mar 1;64(2):80-7.

8. Menezes LM, Campos LC, Quintão CC, Bolognese AM. Hipersensibilidade a metais em Ortodontia. American Journal of Orthodontics and Dentofacial Orthopedics. 2004 Jul 1;126(1):58-64.

9. Platt JA, Guzman A, Zuccari A, Thornburg DW, Rhodes BF, Oshida Y, Moore BK. Corrosion behavior of 2205 duplex stainless steel (Comportamento de corrosão do aço inoxidável duplex 2205). Revista americana de ortodontia e ortopedia dentofacial. 1997 Jul 1;112(1):69-79.

10.Bishara SE, Barrett RD, Selim MI. Biodegradação de aparelhos ortodônticos. Parte II. Alterações no nível sanguíneo de níquel. American Journal of Orthodontics and Dentofacial Orthopedics (Jornal Americano de Ortodontia e Ortopedia Facial). 1993 Feb 1;103(2):115-9.

11.Marcusson JA, Lindh G, Evengard B. Síndrome da fadiga crónica e alergia ao níquel. Dermatite de contacto. 1999 May;40(5):269-72.

12.Scott Jr GE. Resistência à fratura e fissuras superficiais - a chave para compreender os brackets de cerâmica. The Angle Orthodontist. 1988 Jan 1;58(1):5-8.

13.Bordeaux JM, Moore RN, Bagby MD. Avaliação comparativa de desenhos de bases de braquetes de cerâmica. American Journal of Orthodontics and Dentofacial Orthopedics (Jornal Americano de Ortodontia e Ortopedia Facial). 1994 Jun 1;105(6):552-60 .

14.Dobrin RJ, Kamel IL, Musich DR. Características carga-deformação de braquetes ortodônticos de policarbonato. American Journal of Orthodontics. 1975 Jan 1;67(1):24-33.

15.Lopes Filho H, Maia LE, Araújo MV, Ruellas AC. Influência das propriedades ópticas de braquetes estéticos (cor, translucidez e fluorescência) na perceção visual. American journal of orthodontics and dentofacial orthopedics. 2012 Abr 1;141(4):460-7.

16.Alkire RG, Bagby MD, Gladwin MA, Kim H. Fluência torcional de braquetes ortodônticos de policarbonato. Dental Materials. 1997 Jan 1;13(1):2-6.

17.Feldner JC, Sarkar NK, Sheridan JJ, Lancaster DM. Características de torque-deformação in vitro de braquetes ortodônticos de policarbonato. American Journal of Orthodontics and Dentofacial Orthopedics (Jornal Americano de Ortodontia e Ortopedia Facial). 1994 Sep 1;106(3):265-72.

18.Jasso-Ruiz I, Velazquez-Enriquez U, Scougall-Vilchis RJ, Morales-Luckie RA, Sawada T, Yamaguchi R. Nanopartículas de prata em ortodontia, uma nova alternativa na inibição bacteriana: estudo in vitro. Progresso em Ortodontia. 2020 Dec;21:1-8.

19.Metin-Gürsoy G, Taner L, Akca G. Braquetes ortodônticos revestidos com nano prata: propriedades antibacterianas in vivo e libertação de iões. Revista Europeia de Ortodontia. 2017 Feb 1;39(1):9-16.

20.Ryu HS, Bae IH, Lee KG, Hwang HS, Lee KH, Koh JT, Cho JH. Efeito antibacteriano do revestimento de prata-platina em aparelhos ortodônticos. The Angle Orthodontist. 2012 Jan 1;82(1):151-7.

21.Fatani EJ, Almutairi HH, Alharbi AO, Alnakhli YO, Divakar DD, Alkheraif AA, Khan AA. Avaliação in vitro de brackets ortodônticos de aço inoxidável revestidos com óxido de titânio misturado com Ag para propriedades anti-aderentes e antibacterianas contra Streptococcus mutans e Porphyromonas gingivalis. Microbial pathogenesis. 2017 Nov 1;112:190-4.

22. Anandkumar B, Maruthamuthu S. Identificação molecular e comportamento de corrosão de oxidantes de manganês em fios ortodônticos. Ciência atual. 2008 Abr 10:891-6.

23. House K, Sernetz F, Dymock D, Sandy JR, Ireland AJ. Corrosão de aparelhos ortodônticos - devemos preocupar-nos? Revista americana de ortodontia e ortopedia dento-facial. 2008 Abr 1;133(4):584-92.

24. Cunha AC, Marquezan M, Freitas AO, Nojima LI. Resistência ao atrito de fios ortodônticos amarrados com 3 tipos de ligaduras elastoméricas. Brazilian Oral Research. 2011;25:526-30.

25. Loesche WJ. Microbiologia da cárie dentária e da doença periodontal. Microbiologia médica. 4ª edição. 1996.

26. Demling A, Elter C, Heidenblut T, Bach FW, Hahn A, Schwestka-Polly R, Stiesch M, Heuer W. Redução do biofilme em brackets ortodônticos com a utilização de um revestimento de politetrafluoroetileno. O Jornal Europeu de Ortodontia. 2010 Aug 1;32(4):414-8.

27. Muguruma T, Iijima M, Brantley WA, Nakagaki S, Endo K, Mizoguchi I. Propriedades mecânicas e de fricção de brackets ortodônticos revestidos com carbono tipo diamante. O Jornal Europeu de Ortodontia. 2013 Abr 1;35(2):216-22.

28.Baby RD, Subramaniam S, Arumugam I, Padmanabhan S. Avaliação dos efeitos antibacterianos e citotóxicos de brackets ortodônticos de aço inoxidável revestidos com diferentes fases de óxido de titânio: Um estudo in-vitro. American Journal of Orthodontics and Dentofacial Orthopedics (Jornal Americano de Ortodontia e Ortopedia Facial). 2017 Abr 1;151(4):678-84.

29.Ghasemi T, Arash V, Rabiee SM, Rajabnia R, Pourzare A, Rakhshan V. Antimicrobial effect, frictional resistance, and surface roughness of stainless steel orthodontic brackets coated with nanofilms of silver and titanium oxide: a preliminary study. Microscopy Research and Technique. 2017 Jun;80(6):599-607.

30.Cao B, Wang Y, Li N, Liu B, Zhang Y. Preparação de um suporte ortodôntico revestido com uma película fina de TiO2-xNy dopada com azoto e análise do seu desempenho antimicrobiano. Revista de materiais dentários. 2013 Mar 28;32(2):311-6.

31.Ramazanzadeh B, Jahanbin A, Yaghoubi M, Shahtahmassbi N, Ghazvini K, Shakeri M, Shafaee H. Comparação dos efeitos antibacterianos de brackets revestidos com nanopartículas de ZnO e CuO contra Streptococcus mutans. Journal of Dentistry. 2015 Sep;16(3):200.

32. Midander K, Cronholm P, Karlsson HL, Elihn K, Möller L, haLeygraf C, Wallinder IO. Surface characteristics, copper release, and toxicity of nano-and micrometer-sized copper and copper (II) oxide particles: a cross-disciplinary study. Small. 2009 Feb 6;5(3):389-99.

33. Pourhajibagher M, Bahador A. Enhanced reduction of polymicrobial biofilms on the orthodontic brackets and enamel surface remineralization using zeolite-zinc oxide nanoparticles-based antimicrobial photodynamic therapy. BMC microbiologia. 2021 Dec;21:1-8.

34. Kellesarian SV, Qayyum F, De Freitas PC, Akram Z, Javed F. A terapia fotodinâmica antimicrobiana é um protocolo terapêutico útil para a descontaminação oral? Uma revisão sistemática e meta-análise. Fotodiagnóstico e terapia fotodinâmica. 2017 Dec 1;20:55-61.

35. Pourhajibagher M, Bahador A. Os agentes antimicrobianos podem ser considerados como armas eficazes contra infecções endodônticas por Enterococcus faecalis. Der Pharma Chemica. 2015;7:196-200.

36. Ameli N, Asadi S, Ghorbani R, Mohebi S, Hans M. Comparative Antibacterial Efficacy of Orthodontic Brackets Coated with Titanium Dioxide, Copper Oxide, and Hydroxyapatite-Silver

Nanoparticles Against Streptococcus mutans. Jornal do Médio Oriente de Estudos de Reabilitação e Saúde. 2022 Jan 31;9(1).

37. Mizrahi E. Desmineralização do esmalte após tratamento ortodôntico. Revista Americana de Ortodontia. 1982 Jul 1;82(1):62-7.

38. Zhang J, An X, Li X, Liao X, Nie Y, Fan Z. Propriedades antibacterianas melhoradas do suporte sob luz natural através da decoração com revestimento composto de pontos quânticos de ZnO/carbono. Cartas de Física Química. 2018 Ago 16;706:702-7.

39. Yu X, Liu J, Yu Y, Zuo S, Li B. Preparação e atividade fotocatalítica da luz visível de compósitos de pontos quânticos de carbono/folhas nanométricas de TiO2. Carbon. 2014 Mar 1;68:718-24.

40. Pan J, Zhou Y, Cao J, Sheng Y, Wu Y, Cui C, Li C, Feng B. Fabrico de nanotubos de SnO2 granulares modificados com pontos quânticos de carbono para fotocatálise da luz visível. Cartas de Materiais. 2016 maio 1;170:187-91.

41. Zhang X, Pan J, Zhu C, Sheng Y, Yan Z, Wang Y, Feng B. As propriedades catalíticas da luz visível dos compósitos de pontos quânticos de carbono/nanoflores de ZnO. Jornal de Ciência dos Materiais: Materiais em Eletrónica. maio de 2015;26:2861-6.

42. Bącela J, Łabowska MB, Detyna J, Zięty A, Michalak I. Revestimentos funcionais para fios ortodônticos - uma revisão. Materiais. 2020 Jul 22;13(15):3257.

43. Katić V, Ćurković HO, Semenski D, Baršić G, Marušić K, Špalj S. Influência da camada superficial nas propriedades mecânicas e de corrosão dos fios ortodônticos de níquel-titânio. The Angle Orthodontist. 2014 Nov 1;84(6):1041-8.

44. Kim IH, Park HS, Kim YK, Kim KH, Kwon TY. Análise comparativa in vitro a curto prazo da adesão de estreptococos mutans em fios de arco estéticos, de níquel-titânio e de aço inoxidável. Angle Orthodontist. 2014 Jul 1;84(4):680-6.

45. Arango S, Peláez-Vargas A, García C. Revestimento e tratamentos de superfície em materiais metálicos ortodônticos. Coatings. 2012 Dec 27;3(1):1-5.

46. Fridman A. Plasma chemistry. Cambridge university press; 2008 maio 5.

47. Chu PK. Biomateriais tratados com plasma. IEEE transactions on plasma science. 2007 Abr 16;35(2):181-7.

48. Mattox DM. Manual de processamento de deposição física de vapor (PVD). William Andrew; 2010 Abr 29.

49. Tripi TR, Bonaccorso A, Condorelli GG. Fabrico de revestimentos duros em instrumentos de NiTi. Journal of endodontics. 2003 Feb 1;29(2):132-4.

50. Shah AG, Shetty PC, Ramachandra CS, Bhat NS, Laxmikanth SM. Avaliação in vitro de brackets ortodônticos de aço inoxidável modificados com superfície de óxido de titânio fotocatalítico para propriedades antiaderentes e antibacterianas contra Lactobacillus acidophilus. The Angle Orthodontist. 2011 Nov 1;81(6):1028-35.

51. Surmenev RA, Ryabtseva MA, Shesterikov EV, Pichugin VF, Peitsch T, Epple M. The release of nickel from nickel-titanium (NiTi) is strongly reduced by a sub-micrometer thin layer of calcium phosphate deposited by rf-magnetron sputtering. Jornal de Ciência dos Materiais: Materials in Medicine. 2010 Abr;21:1233-9.

52. Ozeki K, Yuhta T, Aoki H, Asaoka T, Daisaku T, Fukui Y. Deterioração da superelasticidade do Ti revestido por pulverização catódica em fio ortodôntico de NiTi. Bio-medical materials and engineering. 2003 Jan 1;13(4):355-62.

53. Grainger S, Blunt J, editores. Engineering coatings: design and application. Woodhead Publishing; 1998 Aug 24.

54.Redlich M, Gorodnev A, Feldman Y, Kaplan-Ashiri I, Tenne R, Fleischer N, Genut M, Feuerstein N. Friction reduction and wear resistance of electro-co-deposited inorganic fullerene-like WS2 coating for improved stainless steel orthodontic wires. Journal of Materials Research. 2008 Nov;23(11):2909-15.

55.Samorodnitzky-Naveh GR, Redlich M, Rapoport L, Feldman Y, Tenne R. Inorganic fullerene-like tungsten disulfide nanocoating for friction reduction of nickel-titanium alloys. Nanomedicina. 2009 Dec;4(8):943-50.

56.Qiu D, Wang A, Yin Y. Caracterização e comportamento de corrosão do revestimento composto de hidroxiapatite/zircónia em NiTi fabricado por deposição eletroquímica. Applied Surface Science. 2010 Dec 15;257(5):1774-8.

57.Mackenzie JD, Bescher EP. Physical properties of sol-gel coatings (Propriedades físicas dos revestimentos sol-gel). Journal of Sol-Gel Science and Technology. 2000 Dec;19:23-9.

58.Sajjadi SP. Processo Sol-gel e sua aplicação em nanotecnologia. J. Polym. Eng. Technol. 2005 Jan;13:38-41.

59.Chun MJ, Shim E, Kho EH, Park KJ, Jung J, Kim JM, Kim B, Lee KH, Cho DL, Bai DH, Lee SI. Modificação da superfície de fios ortodônticos com óxido de titânio fotocatalítico para as suas propriedades antiaderentes e antibacterianas. The Angle Orthodontist. 2007 May 1;77(3):483-8.

60.Elhelbawy N, Ellaithy M. Avaliação comparativa de fios e braquetes de aço inoxidável revestidos com nanopartículas de quitosano ou óxido de zinco sobre a fricção: Um estudo in vitro. Ortodontia Internacional. 2021 Jun 1;19(2):274-80.

61.Horiuchi Y, Horiuchi M, Hanawa T, Soma K. Efeito da modificação da superfície na fotocatálise da liga de Ti-Ni em ortodontia. Jornal de materiais dentários. 2007;26(6):924-9.

62.Chu PK, Chen JY, Wang LP, Huang N. Plasma-surface modification of biomaterials. Ciência e Engenharia dos Materiais: R: Relatórios. 2002 Mar 29;36(5-6):143-206.

63.Mändl S, Rauschenbach B. Implantação iónica por imersão em plasma. Um novo método para a modificação homogénea da superfície de formas complexas de implantes médicos. Biomedizinische Technik. Engenharia Biomédica. 2000 Jul 1;45(7-8):193-8.

64.Ratner BD. Plasma deposition for biomedical applications: a brief review. Journal of Biomaterials Science, Polymer Edition. 1993 Jan 1;4(1):3-11.

65.Ohl A, Schleinitz W, Meyer-Sievers A, Becker A, Keller D, Schröder K, Conrads J. Conceção de um sistema de reator UHV para tratamento de superfície por plasma de materiais poliméricos. Surface and Coatings Technology. 1999 Sep 1;116:1006-10.

66. Ohl A, Schröder K. Micropadronização química induzida por plasma para aplicações de cultura de células: uma breve revisão. Surface and Coatings Technology. 1999 Sep 1;116:820-30.

67. Szycher M, Sioshansi P, Frisch EE. Biomateriais para a década de 1990: Polyurethanes. Silicones e Técnicas de Modificação por Feixe de Iões (Parte 11), Spire Corporation, Patriots Park, Bedford. 1990.

68. Sanders DM, Anders A. Review of cathodic arc deposition technology at the start of the new millennium (Revisão da tecnologia de deposição por arco catódico no início do novo milénio). Surface and Coatings Technology. 2000 Nov 1;133:78-90.

69. Amoruso S, Bruzzese R, Spinelli N, Velotta R. Characterization of laser-ablation plasmas. Journal of Physics B: Atomic, Molecular and Optical Physics. 1999 Jul 28;32(14):R131.

70. Chan CM, Ko TM, Hiraoka H. Polymer surface modification by plasmas and photons. Surface science reports. 1996 maio 1;24(1-2):1-54.

71. Wang LP, Gan KY, Tian XB, Tang BY, Chu PK. Características e conceção da fonte de alimentação da fonte de plasma de arco de vácuo metálico para implantação de iões por imersão em plasma de modo pulsado. Revisão de Instrumentos Científicos. 2000 Dec 1;71(12):4435-7.

72. Meyer-Kobbe V, Doll K, Stiesch M, Schwestka-Polly R, Demling A. Comparação da redução do biofilme intra-oral em material de bracket de aço inoxidável revestido a prata e implantado com iões de prata: Redução do biofilme em material de bracket implantado com iões de prata. Jornal de Ortopedia Orofacial. 2019;80(1):32.

73. Inagaki N. Modificação de superfície de plasma e polimerização de plasma. CRC press; 2014 Jul 22.

74. Lee SD, Hsiue GH, Chang PC, Kao CY. Polimerização enxertada induzida por plasma de ácido acrílico e subsequente enxerto de colagénio em película de polímero como biomateriais. Biomaterials. 1996 Jan 1;17(16):1599-608.

75. Subedi B, Puli VS, Boyd IW, Chrisey DB. Pulsed Laser Deposition of Thin Films. Handbook of Laser Technology and Applications: Lasers Applications: Processamento de materiais e espetroscopia (Volume Três). 2021 Jun 23;3:111.

76. Kweh SW, Khor KA, Cheang P. Revestimentos de hidroxiapatite (HA) pulverizados por plasma com matéria-prima esferoidizada por chama: microestrutura e propriedades mecânicas. Biomaterials. 2000 Jun 1;21(12):1223-34.

77. Zhang R, Han B, Liu X. Revestimentos de Superfície Funcionais em Aparelhos Ortodônticos: Revisões da Redução de Atrito, Propriedades Antibacterianas e Resistência à Corrosão. Revista Internacional de Ciências Moleculares. 2023 Abr 7;24(8):6919.

78. Arici N, Akdeniz BS, Oz AA, Gencer Y, Tarakci M, Arici S. Eficácia dos materiais de revestimento médico na diminuição do atrito entre os brackets ortodônticos e os fios. Jornal Coreano de Ortodontia. 2021 Jul 25;51(4):270-81.

79. Bewilogua K, Hofmann D. History of diamond-like carbon films-From first experiments to worldwide applications. Tecnologia de Superfícies e Revestimentos. 2014 Mar 15;242:214-25.

80. Sheng L, Xiao Y, Jiao C, Du B, Li Y, Wu Z, Shao L. Influência do número de camadas na microestrutura, nas propriedades mecânicas e no comportamento ao desgaste dos revestimentos multicamadas TiN/Ti fabricados por deposição por pulverização catódica de magnetrões de alta potência. Journal of Manufacturing Processes. 2021 Oct 1;70:529-42.

81.Katz A, Redlich M, Rapoport L, Wagner HD, Tenne R. Revestimentos auto-lubrificantes contendo nanopartículas de WS 2 do tipo fulereno para fios ortodônticos e outras possíveis aplicações médicas. Tribology Letters. 2006 Feb;21:135-9.

82.Redlich M, Katz A, Rapoport L, Wagner HD, Feldman Y, Tenne R. Fios de aço inoxidável ortodônticos melhorados revestidos com nanopartículas inorgânicas tipo fulereno de WS2 impregnadas em película de níquel-fósforo sem electroless. Dental materials. 2008 Dec 1;24(12):1640-6.

83.Kachoei M, Eskandarinejad F, Divband B, Khatamian M. O efeito da deposição de nanopartículas de óxido de zinco para redução do atrito em fios ortodônticos. Revista de investigação dentária. 2013 Jul;10(4):499.

84.Steele JG, McCabe JF, Barnes IE. Propriedades de um revestimento de nitreto de titânio para instrumentos dentários. Journal of Dentistry. 1991 Aug 1;19(4):226-9.

85.Zhang J, Lou J, He H, Xie Y. Investigação comparativa do desempenho tribológico do aço inoxidável revestido com película de TiN, TiCN e Ti-DLC. Jom. 2019 Dec;71:4872-9.

86.Maliael MT, Jain RK, Srirengalakshmi M. Effect of nanoparticle coatings on frictional resistance of orthodontic archwires: a systematic review and meta-analysis. World. 2022;13(4).

87. da Silveira RE, Elias CN, do Amaral FL. Avaliação da resistência ao atrito e da rugosidade superficial em fios ortodônticos revestidos com duas diferentes nanopartículas. Microscopy Research and Technique. 2022 May;85(5):1884-90.

88. Usui T, Iwata T, Miyake S, Otsuka T, Koizumi S, Shirakawa N, Kawata T. Propriedades mecânicas e de fricção de fios ortodônticos estéticos obtidos por cromagem de carboneto de cromo duro. Journal of dental sciences. 2018 Jun 1;13(2):151-9.

89. Huang TH, Guo JU, Kao CT. Uma comparação da fricção associada a braquetes metálicos com revestimento de carbono tipo diamante (DLC) ou nitreto de titânio (TiN). Tecnologia de Superfícies e Revestimentos. 2010 Dec 25;205(7):1917-21.

90. Akaike S, Hayakawa T, Kobayashi D, Aono Y, Hirata A, Hiratsuka M, Nakamura Y. Redução da fricção estática através da deposição de um revestimento homogéneo de carbono tipo diamante (DLC) em brackets ortodônticos. Revista de materiais dentários. 2015 Nov 27;34(6):888-95.

91. Muguruma T, Iijima M, Nagano-Takebe F, Endo K, Mizoguchi I. Propriedades de fricção e caraterização de um revestimento de carbono tipo diamante formado em aço inoxidável ortodôntico. Jornal de Biomateriais e Engenharia de Tecidos. 2017 Feb 1;7(2):119-26.

92.Huang SY, Huang JJ, Kang T, Diao DF, Duan YZ. Coating NiTi archwires with diamond-like carbon films: reducing fluoride-induced corrosion and improving frictional properties. Journal of Materials Science: Materiais em Medicina. 2013 Oct;24:2287-92.

93.Akaike S, Kobayashi D, Aono Y, Hiratsuka M, Hirata A, Hayakawa T, Nakamura Y. Relação entre o atrito estático e a molhabilidade da superfície de brackets ortodônticos revestidos com carbono tipo diamante (DLC), revestimentos DLC dopados com flúor ou silicone. Diamond and Related Materials. 2016 Jan 1;61:109-14.

94.Muguruma T, Iijima M, Kawaguchi M, Mizoguchi I. Efeitos da relação sp 2/sp 3 e do teor de hidrogénio na flexão in vitro e no desempenho de fricção dos aços inoxidáveis ortodônticos revestidos com DLC. Coatings. 2018 May 24;8(6):199.

95.Li X, Wang J, Han EH, Ke W. Influência do flúor e do cloreto no comportamento de corrosão dos fios ortodônticos de NiTi. Ata Biomaterialia. 2007 Sep 1;3(5):807-15.

96.da Silva DL, Mattos CT, Simão RA, de Oliveira Ruellas AC. Estabilidade do revestimento e características superficiais de fios ortodônticos estéticos revestidos. The Angle Orthodontist. 2013 Nov 1;83(6):994-1001.

97.Kao CT, Ding SJ, Chen YC, Huang TH. A capacidade anticorrosiva do revestimento de nitreto de titânio (TiN) num suporte metálico ortodôntico e a sua biocompatibilidade. Jornal de Pesquisa de Materiais Biomédicos: An Official Journal of The Society for Biomaterials, The Japanese Society for Biomaterials, The Australian Society for Biomaterials and the Korean Society for Biomaterials. 2002;63(6):786-92.

98.Zuo J, Xie Y, Zhang J, Wei Q, Zhou B, Luo J, Wang Y, Yu ZM, Tang ZG. Suporte de aço inoxidável revestido a TiN: Tribológico, resistência à corrosão, biocompatibilidade e desempenho mecânico. Tecnologia de Superfícies e Revestimentos. 2015 Sep 15;277:227-33.

99.Yuan XS, Wang Y, Cao L, Cao BC, Liang J. Effects of N-Doped TiO2 Thin Films on Corrosion Resistance of Stainless Steel Orthodontic Brackets in Artificial Saliva. Corrosion. 2015 Jun 1;71(6):784-94.

100.   Fróis A, Evaristo M, Santos AC, Louro CS. Efeito do ph salivar em aparelhos ortodônticos: Estudo in vitro do sistema SS/DLC. Revestimentos. 2021 Oct 27;11(11):1302.

101.   Höchli D, Hersberger-Zurfluh M, Papageorgiou SN, Eliades T. Intervenções para lesões de manchas brancas induzidas ortodonticamente: uma revisão sistemática e meta-

análise. Revista Europeia de Ortodontia. 2017 Abr 1;39(2):122-33.

102.   Yun Z, Qin D, Wei F, Xiaobing L. Aplicação de nanopartículas antibacterianas em materiais ortodônticos. Revisões de Nanotecnologia. 2022 Jun 25;11(1):2433-50.

103.   Cao W, Zhang Y, Wang X, Li Q, Xiao Y, Li P, Wang L, Ye Z, Xing X. Novo material dentário à base de resina com atividade anti-biofilme e propriedades mecânicas melhoradas através da incorporação de nanodiamante funcionalizado com copolímero catiónico hidrofílico. Jornal de Ciência dos Materiais: Materiais em Medicina. 2018 Oct;29:1-3.

104.   Borzabadi-Farahani A, Borzabadi E, Lynch E. Nanopartículas em ortodontia, uma revisão das aplicações antimicrobianas e anti-cárie. Ata Odontologica Scandinavica. 2014 Aug 1;72(6):413-7.

105.   Peng Z, Ni J, Zheng K, Shen Y, Wang X, He G, Jin S, Tang T. Efeitos duplos e mecanismo das matrizes de nanotubos de TiO2 na redução da colonização bacteriana e no aumento da adesão das células C3H10T1/2. Jornal Internacional de Nanomedicina. 2013 Aug 14:3093-105.

106.   Lellouche J, Friedman A, Lellouche JP, Gedanken A, Banin E. Melhoria da atividade antibacteriana e antibiofilme das

nanopartículas de fluoreto de magnésio obtidas por química de ultra-sons à base de água. Nanomedicina: Nanotecnologia, Biologia e Medicina. 2012 Jul 1;8(5):702-11.

107.   Brayner R, Ferrari-Iliou R, Brivois N, Djediat S, Benedetti MF, Fiévet F. Estudos de impacto toxicológico baseados na bactéria Escherichia coli em meio coloidal de nanopartículas ultrafinas de ZnO. Nano letters. 2006 Abr 12;6(4):866-70.

108.   Sondi I, Salopek-Sondi B. Silver nanoparticles as antimicrobial agent: a case study on E. coli as a model for Gram-negative bacteria. Journal of colloid and interface science. 2004 Jul 1;275(1):177-82.

109.   Wang L, Hu C, Shao L. The antimicrobial activity of nanoparticles: present situation and prospects for the future. Revista internacional de nanomedicina. 2017 Feb 14:1227-49.

110.   Danilczuk M, Lund A, Sadlo J, Yamada H, Michalik J. Ressonância de spin de electrões de condução de pequenas partículas de prata. Spectrochimica Ata Part A: Molecular and Biomolecular Spectroscopy. 2006 Jan 1;63(1):189-91.

111.   Kim JS, Kuk E, Yu KN, Kim JH, Park SJ, Lee HJ, Kim SH, Park YK, Park YH, Hwang CY, Kim YK. Antimicrobial effects of silver nanoparticles (Efeitos antimicrobianos das

nanopartículas de prata). Nanomedicina: Nanotecnologia, biologia e medicina. 2007 Mar 1;3(1):95-101.

112.   Ren J, Du Z, Lin J. Investigação aplicada do cimento de ionómero de vidro com nanopartículas de TiO2 no tratamento ortodôntico. Journal of Nanoscience and Nanotechnology. 2021 Feb 1;21(2):1032-41.

113.   Wu B, Zhuang WQ, Sahu M, Biswas P, Tang YJ. As nanopartículas de TiO2 dopadas com Cu aumentam a sobrevivência da Shewanella oneidensis MR-1 sob exposição à luz ultravioleta (UV). Ciência do ambiente total. 2011 Oct 1;409(21):4635-9.

114.   Padmavathy N, Vijayaraghavan R. Interação de nanopartículas de ZnO com micróbios - um ensaio físico e bioquímico. Jornal de nanotecnologia biomédica. 2011 Dez 1;7(6):813-22.

115.   Morones JR, Elechiguerra JL, Camacho A, Holt K, Kouri JB, Ramírez JT, Yacaman MJ. O efeito bactericida das nanopartículas de prata. Nanotechnology. 2005 Aug 26;16(10):2346.

116.   Yamanaka M, Hara K, Kudo J. Acções bactericidas de uma solução de iões de prata em Escherichia coli, estudadas por microscopia eletrónica de transmissão com filtragem de energia e

análise proteómica. Applied and environmental microbiology. 2005 Nov;71(11):7589-93.

117.   Feng QL, Wu J, Chen GQ, Cui FZ, Kim TN, Kim JO. Um estudo mecanicista do efeito antibacteriano dos iões de prata em Escherichia coli e Staphylococcus aureus. Journal of biomedical materials research. 2000 Dec 15;52(4):662-8.

118.   Monteiro DR, Gorup LF, Takamiya AS, Ruvollo-Filho AC, de Camargo ER, Barbosa DB. A crescente importância dos materiais que impedem a adesão microbiana: efeito antimicrobiano de dispositivos médicos contendo prata. International journal of antimicrobial agents. 2009 Aug 1;34(2):103-10.

119.   Dakal TC, Kumar A, Majumdar RS, Yadav V. Mechanistic basis of antimicrobial actions of silver nanoparticles. Fronteiras em microbiologia. 2016 Nov 16;7:1831.

120.   Yin IX, Zhang J, Zhao IS, Mei ML, Li Q, Chu CH. O mecanismo antibacteriano das nanopartículas de prata e a sua aplicação em medicina dentária. Revista internacional de nanomedicina. 2020 Abr 17:2555-62.

121.   Arash V, Keikhaee F, Rabiee SM, Rajabnia R, Khafri S, Tavanafar S. Avaliação dos efeitos antibacterianos de brackets

ortodônticos de aço inoxidável revestidos a prata. Jornal de Medicina Dentária (Teerão, Irão). 2016 Jan;13(1):49.

122.	Jasso-Ruiz I, Velazquez-Enriquez U, Scougall-Vilchis RJ, Lara-Carrillo E, Toral-Rizo VH, López-Castañares R, Morales-Luckie RA. Síntese e caraterização de nanopartículas de prata em braquetes ortodônticos: uma nova alternativa na prevenção de manchas brancas. Coatings. 2019 Jul 29;9(8):480.

123.	Zeidan NK, Enany NM, Mohamed GG, Marzouk ES. O efeito antibacteriano da prata, do óxido de zinco e da combinação de nanopartículas de prata/óxido de zinco no revestimento de brackets ortodônticos (um estudo in vitro). BMC Oral Health. 2022 Jun 9;22(1):230.

124.	Bai R, Peng L, Sun Q, Zhang Y, Zhang L, Wei Y, Han B. Tratamentos de superfície antibacterianos metálicos de materiais dentários e ortopédicos. Materiais. 2020 Oct 15;13(20):4594.

125.	Choi JY, Chung CJ, Oh KT, Choi YJ, Kim KH. Efeito antibacteriano fotocatalítico do filme de TiO2 de TiAg em Streptococcus mutans. The Angle Orthodontist. 2009 May 1;79(3):528-32.

126.	Domínguez-Espíndola RB, Bruguera-Casamada C, Silva-Martínez S, Araujo RM, Brillas E, Sirés I. Photoelectrocatalytic inactivation of Pseudomonas aeruginosa using an Ag-decorated

TiO2 photoanode. Tecnologia de Separação e Purificação. 2019 Jan 8;208:83-91.

127.   Liu J, Lou Y, Zhang C, Yin S, Li H, Sun D, Sun X. Melhoria da resistência à corrosão e das propriedades antibacterianas de fios de arco compostos por revestimento de TiO 2 dopado com N. RSC advances. 2017;7(69):43938-49.

128.   Cao S, Liu B, Fan L, Yue Z, Liu B, Cao B. Elevada atividade antibacteriana de películas finas de TiO2 dopadas com N revestidas em suportes de aço inoxidável sob irradiação de luz visível. Applied surface science. 2014 Ago 1;309:119-27.

129.   Monica A, Padmanabhan S. O efeito de brackets de aço inoxidável modificados com dióxido de titânio dopado com azoto no Streptococcus mutans: Um ensaio clínico randomizado. The Angle Orthodontist. 2022 maio 1;92(3):396-401.

130.   Venkatesan K, Kailasam V, Padmanabhan S. Avaliação do revestimento de dióxido de titânio na rugosidade da superfície de fios de níquel-titânio e a sua influência na adesão de Streptococcus mutans e na mineralização do esmalte: Um estudo clínico prospetivo. American Journal of Orthodontics and Dentofacial Orthopedics (Jornal Americano de Ortodontia e Ortopedia Facial). 2020 Aug 1;158(2):199-208.

131.	Chen M, Li H, Wang X, Qin G, Zhang E. Melhoria das propriedades antibacterianas e da citocompatibilidade do titânio através da modificação da superfície com base em plasma duplo de flúor e oxigénio. Applied Surface Science. 2019 Jan 1;463:261-74.

132.	Mobeen N, Duraisamy S, Ravi K. Avaliação da libertação de iões de brackets ortodônticos revestidos com nanopartículas - Estudo in vitro. Jornal Internacional de Reabilitação Ortodôntica. 2022 Sep 28;13(3):10-21.

133.	Kachoei M, Nourian A, Divband B, Kachoei Z, Shirazi S. Nanorevestimento de óxido de zinco para melhorar o comportamento antibacteriano e de fricção da liga de níquel-titânio. Nanomedicina. 2016 Oct;11(19):2511-27.

134.	Behroozian A, Kachoei M, Khatamian M, Divband B. O efeito do revestimento de nanopartículas de ZnO na resistência à fricção entre os fios ortodônticos e os brackets de cerâmica. Jornal de investigação dentária, clínicas dentárias, perspectivas dentárias. 2016;10(2):106.

135.	Raji SH, Shojaei H, Ghorani PS, Rafiei E. Colonização bacteriana em fios ortodônticos revestidos e não revestidos: Um ensaio clínico prospetivo. Revista de investigação dentária. 2014 Nov;11(6):680.

136.   Kameda T, Sato H, Oka S, Miyazaki A, Ohkuma K, Terada K. O revestimento de politetrafluoroetileno (PTFE) a baixa temperatura melhora o aspeto dos fios ortodônticos sem alterar as suas propriedades mecânicas. Jornal de Materiais Dentários. 2020 Sep 28;39(5):721-34.

137.   Fuchslocher Hellemann C, Grade S, Heuer W, Dittmer MP, Stiesch M, Schwestka-Polly R, Demling AP. Análise tridimensional da formação inicial de biofilme em politetrafluoroetileno na cavidade oral. Jornal de Ortopedia Orofacial/Fortschritte der Kieferorthopadie. 2013 Nov 1;74(6).

138.   Oliveira AS, Kaizer MR, Azevedo MS, Ogliari FA, Cenci MS, Moraes RR. Revestimento (super) hidrofóbico de dispositivos ortodônticos odontológicos e redução da retenção precoce de biofilme oral. Biomedical Materials. 2015 Nov 3;10(6):065004.

139.   Zhang X, Bai R, Sun Q, Zhuang Z, Zhang Y, Chen S, Han B. Molhabilidade especial bio-inspirada em aplicações antibacterianas orais. Fronteiras em Bioengenharia e Biotecnologia. 2022 Aug 30;10:1001616.

140.   Wang Y, Ding C, Ge Z, Li Z, Chen L, Guo X, Dong G, Zhou P. Um novo revestimento antibacteriano e fluorescente composto por polidopamina e pontos de carbono na superfície de

braquetes ortodônticos. Jornal de Ciência dos Materiais: Materiais em Medicina. 2023 Feb 21;34(2):10.

141. Yang IH, Lim BS, Park JR, Hyun JY, Ahn SJ. Effect of orthodontic bonding steps on the initial adhesion of mutans streptococci in the presence of saliva. The Angle Orthodontist. 2011 Mar 1;81(2):326-33.

142. Pansambal S, Deshmukh K, Savale A, Ghotekar S, Pardeshi O, Jain G, Aher Y, Pore D. Fitosíntese e actividades biológicas de nanopartículas de CuO fluorescentes utilizando extrato de Acanthospermum hispidum L. Jornal de Nanoestruturas. 2017 Jul 1;7(3):165-74.

143. Sodagar A, Bahador A, Pourhajibagher M, Ahmadi B, Baghaeian P. Effect of addition of curcumin nanoparticles on antimicrobial property and shear bond strength of orthodontic composite to bovine enamel. Jornal de Medicina Dentária (Teerão, Irão). 2016 Sep;13(5):373.

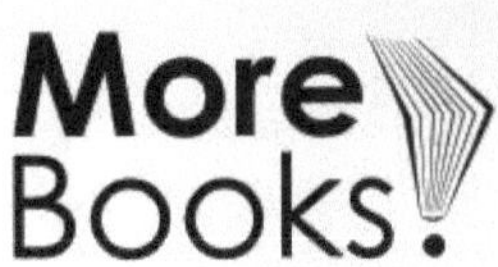

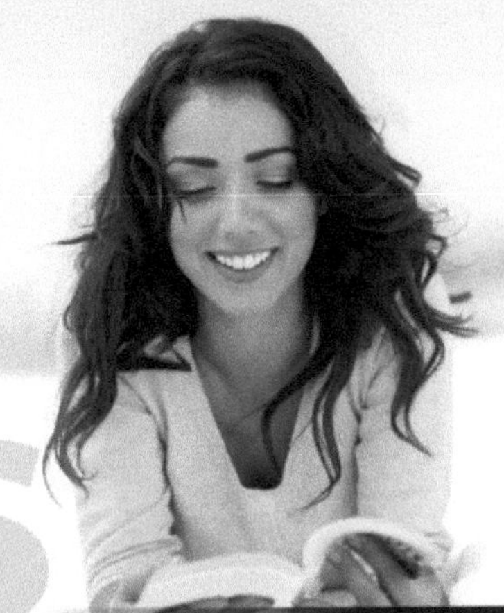

yes I want morebooks!

Buy your books fast and straightforward online - at one of world's fastest growing online book stores! Environmentally sound due to Print-on-Demand technologies.

Buy your books online at
www.morebooks.shop

Compre os seus livros mais rápido e diretamente na internet, em uma das livrarias on-line com o maior crescimento no mundo! Produção que protege o meio ambiente através das tecnologias de impressão sob demanda.

Compre os seus livros on-line em
www.morebooks.shop

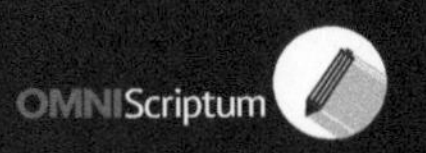

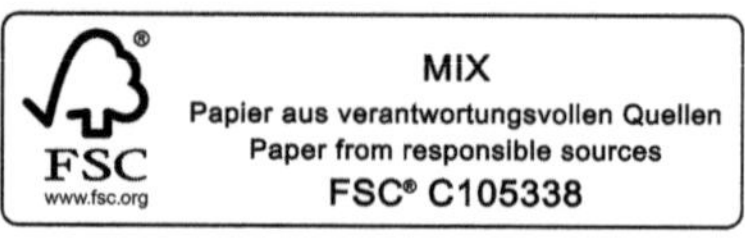

Printed by Books on Demand GmbH, Norderstedt / Germany